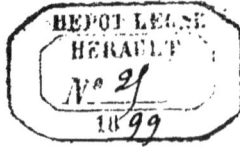

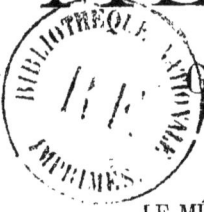

DE LA

MÉNINGITE

CÉRÉBRO-SPINALE

ÉPIDÉMIQUE

LE MÉNINGOCOQUE DE WEICHSELBAUM-JÆGER

PAR LE

Docteur Jules GRUZU

Ex-interne des Hôpitaux d'Avignon (Concours des 19 et 20 octobre 1896)
Ex-professeur-adjoint à la Maternité de Vaucluse

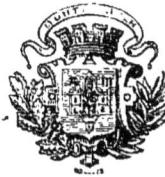

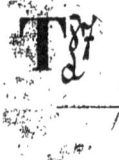

MONTPELLIER

IMPRIMERIE DE LA MANUFACTURE DE LA CHARITÉ

1899

DE LA

MÉNINGITE

CÉRÉBRO-SPINALE

ÉPIDÉMIQUE

LE MÉNINGOCOQUE DE WEICHSELBAUM-JÆGER

PAR LE

Docteur Jules GRUZU

Ex-interne des Hôpitaux d'Avignon (Concours des 19 et 20 octobre 1896)
Ex-professeur-adjoint à la Maternité de Vaucluse

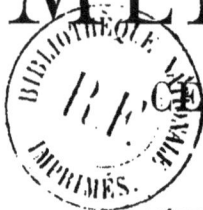

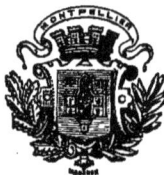

MONTPELLIER

IMPRIMERIE DE LA MANUFACTURE DE LA CHARITÉ

—

1899

A MON PÈRE   A MA MÈRE

HOMMAGE DE RECONNAISSANCE ET D'AFFECTION

A MES SOEURS

A MON BEAU-FRÈRE

MEIS ET AMICIS

J. GRUZU

A Monsieur le Docteur Paul CASSIN

CHIRURGIEN EN CHEF DES HOPITAUX D'AVIGNON

A TOUS MES MAITRES

DES HOPITAUX D'AVIGNON

A TOUS MES MAITRES

DE LA FACULTÉ DE MÉDECINE DE MONTPELLIER

A MON PRÉSIDENT DE THÈSE

Monsieur le Professeur A. RODET

J. GRUZU

AVANT-PROPOS

S'il est parfois pénible de se conformer à certains usages, il en est d'autres, au contraire, auxquels on est heureux de se soumettre.

Aussi nous est-il tout particulièrement agréable — en tête de notre thèse inaugurale — d'adresser nos remercîments aux Maîtres qui, durant nos études médicales, nous ont conseillé et dirigé.

C'est à notre père d'abord que nous tenons à rendre cet hommage, car il nous a non seulement entouré de son affection et de ses soins, mais encore il nous a, dès notre jeunesse, inculqué le désir d'entrer après lui dans la carrière médicale, et il y a guidé nos premiers pas. Notre plus cher désir est de lui rendre, par notre amour et notre respect, ce qu'il a fait pour nous et de suivre la voie, toute d'honneur et de probité, qu'il nous a tracée.

Que M. le Dr Paul Cassin, chirurgien en chef des hôpitaux d'Avignon, veuille bien recevoir l'expression de notre plus profonde gratitude. Nous avons contracté vis-à-vis de lui une dette de reconnaissance que nous ne saurions oublier. S'il nous a été permis, loin de la Faculté, de faire les quelques recherches bactériologiques consignées dans notre thèse, c'est à lui que nous le devons. Il a mis son laboratoire à notre disposition. Il nous a guidé pas à pas, nous prodiguant, sans compter, et son temps et sa science. Et si nous avons pu mettre un peu de clarté dans cette question controversée de la nature microbienne de la méningite cérébro-spinale épidémique, c'est à lui que nous le devons, et à lui seul devra en revenir tout le mérite.

Pendant les deux ans et demi que nous avons passés à l'hôpital d'Avignon, si nous n'avons pas eu à nous louer de là façon d'agir de tous, nous avons cette consolation de constater que les ennuis ne nous étaient pas causés par les membres du corps médical, qui n'ont jamais cessé de nous donner des marques d'intérêt. Aussi prions-nous MM. les docteurs Carre et Pamard, chirurgiens en chef, MM. les docteurs Lugan et Taulier, médecins en chef, M. le médecin-major Gouell, médecin-chef des salles militaires, ainsi que MM. les docteurs Clément, Durbesson, Vincenti médecins-adjoints, de vouloir bien accepter l'assurance en notre plus respectueux dévouement.

Nous prions tout particulièrement nos cousins, M. le médecin-major Alphant, ancien médecin-chef des salles militaires et M. le docteur Blanc, médecin en chef, de recevoir l'hommage de notre gratitude pour les conseils et les encouragements qu'ils n'ont cessés de nous donner.

Que M. le professeur Rodet veuille bien accepter nos remerciements pour le très grand honneur qu'il nous fait, en voulant bien présider la soutenance de notre thèse.

INTRODUCTION

A. la suite des travaux accomplis durant ces dernières
années, il est aujourd'hui admis que l'inflammation aiguë
des méninges est habituellement dûe à une infection microbienne, agissant par ses toxines ou par son action mécanique.
On tend de plus en plus à resteindre le nombre des méningites dites idiopathiques, et même à les faire disparaître du
cadre nosologique.

Peut-être, devrait-on en excepter la méningite traumati-
que (insolation, choc sans plaie extérieure) et l'encéphalo-
pathie rhumatismale. Que le traumatisme ne soit que l'agent
provocateur d'une infection ou d'une intoxication à localisation méningée ; que le rhumatisme soit, lui aussi, de nature
microbienne , la chose est possible, mais elle n'est pas
encore prouvée.

La plupart des agents microbiens ont été, tour à tour,
incriminés comme pouvant produire la méningite, les uns
d'une manière fréquente, le pneumocoque par exemple, les
autres, tels que le streptocoque, le staphylocoque, le
bacille d'Eberth, beaucoup plus rarement.

D'où cette conclusion qu'il n'y a pas une méningite, mais
bien des méningites.

Ce qu'un examen bactériologique nous permet de faire,
la clinique nous le refuse le plus souvent. Car, sauf, peut-
être, la méningite tuberculeuse, qui présente quelques

caractères spéciaux, les méningites aiguës présentent des symptômes d'une analogie assez grande pour qu'il ne soit pas, le plus souvent, permis d'accuser plus spécialement tel ou tel agent.

Si la méningite arrive comme affection secondaire, au cours d'une pneumonie par exemple, le diagnostic de méningite à pneumocoque semble s'imposer, bien qu'une infection surajoutée puisse être incriminée à l'exclusion de l'agent de l'infection première. Mais si l'action du germe infectieux se porte primitivement du côté des méninges. le médecin sera alors hésitant, et souvent le diagnostic causal de la méningite ne sera fait qu'après la mort..

Cependant, depuis que Quincke a préconisé la ponction lombaire comme moyen thérapeutique et surtout comme moyen de diagnostic, l'on peut arriver à ce résultat sur le vivant.

Nous avons dit que presque toutes les méningites aiguës avaient une symptomatologie commune. Néanmoins n'en est-il pas une, qui par son mode de propagation, son caractère d'épidémicité, son siège, ses lésions anatomiques et la nature de son agent pathogène, pourrait former une entité morbide : la méningite cérébro-spinale épidémique?

Or, nous avons pu observer au mois de février 1898, dans les salles militaires de l'hôpital mixte d'Avignon, trois cas mortels de cette affection suivis d'autopsie. L'examen microscopique des exsudats trouvés au niveau des méninges cérébrales et rachidiennes, nous a décelé la présence d'un diplocoque encapsulé, le plus souvent intra-cellulaire et ressemblant étrangement au gonocoque. Ce diplocoque a été ensemencé, des inoculations ont été faites à des animaux, et nous sommes arrivés à cette conclusion qu'il s'agissait du meningocoque intra-cellulaire que Weichselbaum et Jœger décrivent comme l'agent pathogène de la méningite cérébro-spinale épidémique.

L'exposé et les résultats de ces expériences feront, avec

quelques notions étiologiques sur la maladie, le sujet de ce travail.

Voici la division que nous avons adoptée :

Chapitre I : Relation de 3 cas de méningite cérébro-spinale épidémique.

Chapitre II : La méningite cérébro-spinale et l'élément militaire. — Influences météoriques. — Contagion. — Modes de transport et de pénétration du germe.

Chapitre III : La méningite cérébro-spinale considérée comme complication de maladies infectieuses. — Méningite et Grippe.

Chapitre IV : Méningite et pneumococcie.

Chapitre V : La méningite cérébro-spinale est une affection spécifique.

Chapitre VI : Le méningocoque. — Son historique.

Chapitre VII : Caractères de notre méningocoque.

Chapitre VIII : Diagnostic différentiel de méningocoque.

Conclusions.

MÉNINGITE CÉRÉBRO-SPINALE ÉPIDÉMIQUE

LE MÉNINGOCOQUE DE WEICHSELBAUM-JÆGER

CHAPITRE I.

Relation de trois cas de méningite-cérébro-spinale épidémique.

Au mois de février 1898, alors que la température était assez rigoureuse éclataient au 7ᵉ Régiment du Génie, les trois cas de méningite cérébro-spinale dont nous donnons les observations à la fin de ce chapitre.

Quelle était la constitution médicale d'Avignon à cette époque ?

Si nous rapportons aux statistiques, principalement aux statistiques militaires, nous voyons que la Grippe avait fait une nouvelle apparition dans cette ville au début de janvier. Sa présence amena un grand nombre d'hommes indisponibles dans les infirmeries régimentaires. Mais l'affection était assez bénigne: 24 hospitalisations seulement furent enregistrées de ce fait. Au mois de février, la grippe donne lieu à 36 entrées, pendant que la scarlatine en fournit 8. L'épidémie diminue considérablement, puisque l'on ne note plus que 6 entrées en mars et 2 en avril (1).

---

(1) Au 7ᵉ régiment du génie, moyenne des malades à la chambre, fut en janvier de 60; février 81 ; mars 43; avril 21 ; à l'infirmerie la moyenne fut en janvier 34; février 54; mars 42; avril 42.

Dans la population, un grand nombre d'habitants furent frappés; néanmoins dans les salles civiles de l'hôpital, on ne trouve durant les mêmes mois que 28 malades atteints de grippe.

Voici d'ailleurs les décès occasionnés par cette maladie et par la pneumonie (1):

Janvier 86 (moy. des 10 dernières années 149), Grippe 2 — Pneumonie 3.
Février 138 (moy. 108), Grippe 24 — Pneumonie 18 — Méningite simple 1.
Mars 137 (moy. 107), Grippe 13 — Pneumonie 12 — Méningite simple 1.

C'est un moment où l'épidemie de grippe était à son apogée que nous avons observé les 3 cas de méningite cérébro-spinale.

Le premier est entré le 4 février, le deuxième le 6, le troisième le 19. Ces trois malades venaient du 7e régiment du génie, de la même caserne, mais de compagnies et de chambrées différentes.

La caserne Hautpoul, où éclataient ces 3 cas, est composée d'un grand corps de batiment avec deux ailes perpendiculaires à ce batiment. Le 1er cas fut signalé dans l'aile droite, le 2e dans le corps principal et le 3e dans l'aile gauche. Dès que le premier soldat fut frappé, des mesures prophylactiques furent prises : les locaux, les literies, les vêtements furent soigneusement désinfectés; l'alimentation fut améliorée, l'heure du lever fut retardée, les exercices très nombreux et très pénibles furent diminués, l'on supprima même complètement les manœuvres sur le Rhône, manœuvres qui avaient lieu le matin dès le réveil.

Est-ce à ces mesures, est-ce à l'extinction du germe que l'on doit de ne pas avoir eu à déplorer d'autres morts ? Nous ne savons ; toujours est-il qu'aucune forme, même bénigne ne fut

(1) Nous n'ajoutons pas d'ailleurs grande importance à ces chiffres, attendu que dans le mois de février nous ne voyons pas figurer les 3 décès causés par la méningite cérébro-spinale.

plus observée. Deux cas se seraient, nous assure-t-on, produits en ville, mais nous n'avons pu avoir des renseignements à ce sujet.

Ce n'est pas d'ailleurs la première fois que la méningite cérébro-spinale fait des ravages à Avignon: On la trouve tout d'abord mentionnée pendant l'hiver de 1840 ; elle frappe alors exclusivement l'élément militaire (12e et 61e de ligne) et occasionne 30 décès. Elle s'éteint en mars pour reparaître en décembre, trente-six jours après une inondation d'un mois de durée (Chauffard) et elle cause 2 décès (3e Léger). Elle continue en janvier, février et mars 1841 et on enregistre de son fait 22 décès (17 au 61e de ligne, 5 au 3e Léger). Elle s'étend aussi à cette époque sur la population civile, mais nous n'avons pu nous procurer le nombre de décès. Chauffard nous dit seulement que le chiffre des victimes fut assez élevé.

Assoupie pendant sept mois l'épidémie se réveille en octobre 1841 (3 décès au 61e de ligne, 1 au 3e Léger) et se continue pendant les 3 premiers mois de 1842 (4 décès).

En 1846, dans le mois de décembre seul nous trouvons 53 décès (39 au 3e Léger, 10 au 6e Léger, 3 au train des équipages, 1 au 3e génie.)

Comme toujours, l'épidémie empiète sur l'année 1847 et durant les mois de janvier, février, mars, avril, nous relevons 33 décès (8 au 3e Léger, 14 au 6e Léger, 9 au 1er Chasseurs, 2 au train des équipages). Dans la population civile de l'hôpital durant ces mêmes mois, on compte 15 décès.

Depuis, quelques cas isolés se sont produits dans la garnison notamment en 1880, 1883 et en 1898.

Comme on le voit Avignon est une des villes où la méningite cérébro-spinale a sévi le plus souvent.

A quoi tient cette prédilection ? C'est une question à laquelle nous ne pouvons répondre.

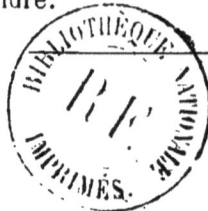

OBSERVATIONS

OBSERVATION I

Jean C..., jeune soldat du 7me génie, entre le 4 février à
11 heures du matin avec le diagnostic de grippe. Robuste, bien
constitué. Aurait eu deux ans auparavant, au dire de ses cama-
rades, une fièvre typhoïde grave.

Dans la journée du 3, C... se rend aux manœuvres sur le
Rhône. Veille le soir assez tard dans les bureaux. N'accuse
d'aucun malaise.

Le 4 au matin il se présente à la visite ; se plaint de céphalée
violente et est envoyé à l'hôpital. A son arrivée, il descend lui-
même de la voiture d'ambulance, se rend au bureau des entrées
accomplir les formalités d'usage. Il pénètre ensuite dans la salle
des malades, se couche et parait reposer. Il est d'une pâleur
extrême.

Vers midi 1/2, C... est pris subitement de vomissements ali-
mentaires, puis bilieux et enfin porracés ; il perd presque immédiatement connaissance. Le malade est étendu sur le dos, la face
très pâle, les yeux entr'ouverts, les conjonctives injectées, les
pupilles dilatées et fixes, la sensibilité générale considérablement diminuée ; parésie du membre supérieur droit ; raideur
légère de la nuque. Il pousse quelques cris inarticulés ; par moment se soulève, fait des mouvements désordonnés. Il est alors
dans un tel état d'excitation que quatre infirmiers ont peine à le
maintenir dans son lit. Temp. 39°,8. Pouls plein, dur, 80 pulsa-
tions. Battements cardiaques réguliers. Pas de signes pulmonai-
res, sauf quelques ronchus disséminés.

Prescription: diète, glace, sangsues aux apophyses mastoïdes, potion éthérisée.

L'état étant resté le même toute l'après-midi, le soir à 10 heures (Temp. 39°,7, pouls 140), on pratique une saignée de 200 grammes. Injection de 1 gr. de sulfate de quinine. Le malade n'ayant pas été à la selle, et n'ayant pas uriné, on donne un lavement émollient, on pratique le cathétérisme et l'on s'aperçoit qu'il est atteint d'une blennorrhagie.

Le 5 même état : l'agitation intermittente persiste. La sensibilité est abolie : contracture du membre supérieur droit, parésie du membre inférieur du même côté. Pupilles toujours dilatées et fixes. Ptosis de la paupière supérieure droite. Temp. 37°9, pouls 100, plein, régulier. Nouvelle saignée, 250 gr. Cathétérisme de l'urèthre. Le soir : Temp. 38°1, pouls dépressible. L'agitation persiste encore, mais elle disparait complétement vers 8 heures. A partir de ce moment le coma est absolu ; le pouls de plus en plus misérable et irrégulier. Evacuations alvines et mictions inconscientes.

On fait plusieurs injections d'éther et de caféine. Mort dans la nuit.

Autopsie 24 heures après la mort

A l'ouverture de la boite cranienne, on constate une congestion intense des méninges. A la surface de la dure-mère, en deux points différents, on trouve quelques gouttes de pus concreté. Les sinus sont remplis de caillots fibrineux. Sous l'arachnoïde s'étend une couche de pus crémeux, légèrement grisâtre, plus épaisse au niveau de la scissure de Sylvius. Ce même pus, mais en quantité moindre, se trouve au niveau du chiasma des nerfs optiques, de la protubérance et sur les bords du cervelet. Les ventricules ne contiennent rien. Des amas semblables se rencontrent sur la face postérieure de la moelle, principalement à la région cervicale et au niveau de la queue de cheval.

Le cœur gauche parait un peu hypertrophié.

Les reins, très volumineux, sont le siège d'une congestion très considérable; dans les bassinets on voit quelques gouttes de liquide trouble.

Les poumons, le foie, la rate, l'intestin ne présentent rien d'anormal.

Du pus du cerveau, de la moelle, et le liquide du rein sont recueillis d'une façon aseptique.

Après coloration à la thionine phéniquée, les frottis sont examinés au microscope.

Cet examen décèle la présence de diplocoques réniformes dont l'aspect rappelle étonnament celui du gonocoque. Ces microorganismes sont pour la plupart inclus dans les cellules de pus. Ils paraissent entourés par une capsule. On ne trouve aucune autre forme microbienne. Des ensemencements sont faits sur gélose, bouillon, sérum et mis à l'étuve à 37°.

OBSERVATION II

Eugène T..., jeune soldat du 7me génie. Entre à l'hôpital le 6 février à 8 h. 1/2 du soir, avec le diagnostic de courbature (Temp. 40°1). Il paraît robuste et bien constitué.

Il cause pendant un bon moment avec les infirmiers, puis se met au lit.

Les renseignements fournis par la compagnie nous apprennent que dans la journée du 3 février il tombe dans le Rhône, en est retiré immédiatement et est reconduit à la caserne. Il continue néanmoins son service pendant deux jours.

C'est donc trois jours après cet accident qu'il entre à l'hôpital, en se plaignant de courbature générale et de céphalalgie. Il ne présente rien de bien particulier, ni rachialgie, ni nausées, ni vomissements ; les pupilles sont normales. La nuit est bonne, il se lève cependant deux fois pour aller à la selle.

Le 7 au matin, vers les 6 heures, il est subitement pris de nausées et de vomissements porracés ; il est très agité et perd presque aussitôt connaissance. A 7 heures l'agitation a disparu et le malade est dans le coma le plus absolu. La Temp. est à 39 '

Pouls petit, dépressible, irrégulier. Face très pâle ; pupilles dilatées et fixes ; léger nystagmus vertical ; les conjonctives sont
injectées ; pas de ptosis. Un peu de raideur de la nuque. La sensibilité est complétement abolie ; pas de réflexes rotuliens. On
constate le signe de Kœrnig. Les membres sont froids. L'auscultation des poumons ne donne rien. Les bruits du cœur sont
sourds, faibles, irréguliers. A 9 heures la Temp. est à 37°7.

Prescriptions : Vessie de glace sur la tête ; boissons rafrai-
chissantes. Vésicatoire à la nuque. Injections de caféine et de
sérum artificiel.

· Le soir la température remonte à 38°5 ; le pouls est moins
misérable, mais toujours difficile à compter.

Vers 10 heures le malade est encore un peu agité, et il meurt
à 2 heures du matin, sans être sorti du coma.

Autopsie 24 heures après la mort

La boîte cranienne étant ouverte, on constate de la congestion
de la dure-mère et la présence de caillots dans le sinus longitudinal supérieur. La dure mère étant incisée, une couche de pus
apparait sur toute la convexité et principalement au niveau des
scissures de Sylvius. Ce pus épais, de couleur jaune grisâtre, se
trouve à la base, notamment au niveau du chiasma des nerfs
optiques et de la selle turcique. Sa présence est aussi constatée
à la face inférieure du cervelet, et à la partie postérieure du
bulbe. Les ventricules sont vides ; les plexus choroïdes congestionnés. Le canal rachidien étant ouvert, on trouve une hypé-
rhémie intense des méninges, mais pas de pus.

Les poumons sont congestionnés, principalement le poumon
droit.

L'ouverture du péricarde permet de constater la présence
d'une quantité assez notable (100 gr. environ) d'un pus jaunâtre
bien lié. Le ventricule gauche est hypertrophié et le droit dilaté.
Les reins sont un peu plus gros qu'à l'état normal, mais on n'y
voit aucune lésion macroscopique.

L'examen de la rate, du foie, de l'intestin est négatif.

Dans le pus des méninges, recueilli aseptiquement, on reconnaît la présence du même diplocoque intracellulaire que celui trouvé dans la précédente autopsie, mais beaucoup plus rare.

L'examen du liquide du péricarde permet d'y trouver aussi le même microorganisme en grande abondance.

Des ensemencements sont faits sur gélose et bouillon.

OBSERVATION III

André V..., jeune soldat, entre à l'hôpital le 19 février à 7 heures 1/2 du matin. Cet homme s'est fait porter malade dans la journée du 18 et il est mis en observation à l'infirmerie où il passe la nuit. Le 19 au matin, dès l'arrivée du médecin-major, il est envoyé à l'hôpital. Pendant le trajet, il est pris de vomissements porracés. Dès son arrivée, il est transporté dans un lit, mais il se lève de lui-même pour aller, par deux fois, à la selle. Ses matières n'offrent rien de particulier. Il cause avec l'infirmier de service, auquel il déclare qu'il a souffert la veille de maux de tête et d'un malaise général. A 8 heures 1/2, subitement, il commence à faire des mouvements désordonnés, qui nécessitent la présence de deux gardiens pour l'empêcher de tomber de son lit ; il pousse en même temps des cris plaintifs et inarticulés. La température à ce moment est de 38°6, le pouls à 80. Les pupilles sont dilatées, fixes. Le membre supérieur droit est contracturé en demi-flexion ; les trois derniers doigts sont fléchis, tandis que le pouce et l'index sont raidis en extension ; la main est déjetée en dedans. Raideur de la nuque, signe de Kœrnig. Le malade conserve la sensibilité à la douleur.

Il ne répond pas aux questions qu'on lui pose, dit seulement « présent » à l'appel de son nom fait à haute voix. Rien à l'auscultation.

Prescriptions : Glace sur la tête, sangsues aux apophyses mastoïdes, enveloppement sinapisé des jambes. Calomel, 1 gr.

Vers midi, l'agitation, qui est allée en croissant, est telle que trois infirmiers sont nécessaires pour le maintenir dans son lit. Il ne répond plus à l'appel de son nom. A 2 heures, l'agitation cesse et le malade paraît reposer ; mais cette accalmie est de courte durée et à 3 heures 1/2 nous trouvons V... se livrant à des mouvements aussi désordonnés que le matin.

La raideur de la nuque a augmenté, la sensibilité est moindre; le membre supérieur droit est de plus en plus contracturé. Les pupilles sont toujours dilatées et fixes. Fréquentes mictions inconscientes.

Coma absolu. Temp. 38°6, pouls 76.

Le 20 au matin, l'agitation a disparu. Le visage est très pâle, les paupières légèrement entr'ouvertes ; les pupilles, inégalementcontractées,se dilatent lentement à la lumière ; il tourne les yeux du côté de la personne qui prononce son nom à haute voix. Pas de selles. Temp. 38°2, pouls 76.

Nouvelle application de sangsues, glace.

Le soir, l'état a considérablement empiré ; le coma est absolu. Les pupilles inégales ne réagissent plus; la raideur de la nuque est extrême ; le membre supérieur droit toujours contracturé. La sensibilité est complètement abolie de tout le côté droit, tandis qu'elle semble un peu persister à gauche.

Selles et mictions inconscientes. Temp. 38°5, pouls, 120.

A 10 heures du soir, Temp. 39°8, pouls 140. Insensibilité complète des deux côtés. La nuit se passe ainsi.

Le 21 au matin la température est de 40°3, le pouls est petit, irrégulier, très fréquent, le malade, toujours dans le coma, meurt vers midi.

Autopsie 24 heures après la mort

A l'ouverture de la boite crânienne, on trouve la dure-mère congestionnée; les vaisseaux sont turgescents ; un caillot remplit toute la longueur du sinus longitudinal supérieur. L'incision de la dure-mère permet de voir une hyperhémie considérable de la pie-mère dont les vaisseaux sont gorgés de sang noir et semblent bordés d'un liseré jaunâtre purulent, surtout au niveau de la scissure de Sylvius. On trouve à la face antérieure de la protubérance annulaire un amas de pus crémeux de la grosseur d'une noisette. Toute la protubérance, le bulbe, le cervelet baignent dans le pus. Les ventricules ne sont le siège d'aucun épanchement, mais les vaisseaux des deux ventricules latéraux sont bordés d'un liseré purulent.

Canal rachidien : on constate la présence de pus semblable à celui trouvé plus haut, mais en quantité moindre et siégeant surtout vers la face postérieure, au niveau de la région cervicale.

Thorax : l'ouverture du péricarde laisse écouler un liquide séreux assez abondant. Cœur normal. Rien aux poumons.

Les bassinets du rein contiennent quelques gouttes de pus.

Le foie, la rate, l'intestin ne présentent aucune lésion.

Le pus du cerveau, de la moelle, du rein ainsi que la sérosité contenue dans le péricarde sont recueillis aseptiquement, examinés au microscope et ensemencés sur gélose et bouillon.

L'on ne trouve aucun microorganisme, ni dans le pus du rein, ni dans la sérosité du péricarde, tandis que l'on note la présence du diplocoque, rencontré chez les hommes qui font le sujet des deux autres observations, dans le pus du cerveau et de la moelle.

L'examen du sang du malade avant la mort n'avait pas permis de déceler ce microorganisme.

Les hommes qui font le sujet de ces observations sont des soldats jeunes, vigoureux, bien constitués, n'ayant pas servi aux colonies, n'ayant pas d'antécédents pathologiques rapprochés les mettant en état d'infériorité morbide marquée. Et subitement ces hommes sont atteints d'une affection suraiguë, qui les enlève en moins de trois jours et en un laps de temps si court, que dix-sept jours à peine se sont écoulés depuis le moment où, le premier tombe malade jusqu'à la mort du dernier.

C'est bien là l'allure brusque qu'affectionne la méningite cérébro-spinale épidémique, arrivant tout d'un coup, frappant quelques individus et disparaissant aussi rapidement, sans que rien n'ait permis de prévoir son entrée en scène, pas plus que son départ précipité.

. C'est bien à elle aussi, qu'appartient ce début par une céphalée violente, terrible, qui étreint les malades et leur arrache des cris de douleur. Quelques heures seulement se passent et les vomissements surviennent, bilieux d'abord, porracés ensuite. Dès lors, l'état empire d'une façon inquiétante. Presque immédiatement, ils perdent connaissance, poussent des cris inarticulés et se livrent à des mouvements désordonnés tels, que la présence de plusieurs personnes est nécessaire pour les maintenir. Leurs pupilles sont dilatées et fixes ; la sensibilité est presque abolie ; un ou plusieurs membres sont contracturés ; la nuque présente. à un degré plus ou moins marqué, une raideur particulière. Dès qu'on place les malades dans la position assise, les genoux se fléchissent modérément et rien ne peut réduire cette flexion tant que le malade n'est pas replacé dans le décubitus dorsal.

Après des phénomènes de rétention d'urine et de constipation les sphincters se relàchent et les mictions et la défécation deviennent inconscientes. La température ne suit aucune marche régulière et le pouls n'a pas de rapport bien net avec elle. A partir du moment où ils ont perdu connaissance, les trois malades ne sont pas sortis du coma ; ils ont eu des alternatives d'agitation et de calme, mais sans amélioration sensible permettant d'espérer une issue favorable.

Nous n'avons pas eu affaire à la forme habituelle décrite par les auteurs classiques. Ici tous les symptômes sont enchevêtrés, se succèdent avec une rapidité telle qu'il est difficile de dire quand finit une phase et où commence l'autre. Et si nous avons affirmé le diagnostic de méningite cérébro-spinale épidémique, c'est à cause même de ce tableau symptomatologique saisissant, de cette rapidité d'évolution, de cette allure toute particulière qui paraissent n'appartenir qu'à elle.

La grippe a une prédilection marquée pour le système nerveux, aussi cette maladie sévissant à Avignon, devait-on se

demander si l'on n'était pas en présence d'une de ses compli-
cations cérébrales. Mais, outre que depuis le commencement
de janvier, date de son apparition, l'influenza avait toujours
épargné le système nerveux, le début brusque, la marche
rapide, l'ensemble des symptômes n'étaient pas ceux de la forme
nerveuse de la grippe. De plus, dans celle-ci, les contractures
et les paralysies sont beaucoup moins étendues que dans la
méningite cérébro-spinale; de plus aussi, l'on n'a pas cette
raideur à la nuque caractéristique mais plutôt un endoloris-
sement général de tous les muscles.

L'accès pernicieux aurait pu en imposer pour la méningite
cérébro-spinale, et dans le premier cas une injection de quinine fut pratiquée à tout hasard. On n'obtint aucun résultat, ce
qui affermit notre diagnostic. Chez aucun nous n'avons trouvé
d'hypertrophie de la rate, ni du foie. Nous savions aussi qu'ils
n'avaient pas eu d'accès de fièvre palustre auparavant,
qu'ils étaient originaires du pays où ne règne pas le paludisme
et qu'ils n'étaient jamais allés dans les colonies.

Nous eussions pu confondre aussi avec le rhumatisme cérébral suraigu, survenant brusquement, sans localisation articu-
laire primitive. Mais les antécédents personnels des malades,
la température qui n'a jamais dépassé 40°, sauf chez le
troisième quelques heures avant sa mort (40° 3), la présence
de vomissements qui n'existent que très rarement, pour ne pas
dire jamais, dans le rhumatisme cérébral suffisaient pour nous
faire écarter ce diagnostic.

Bien qu'elle puisse présenter exceptionnellement cette marche rapide, la méningite tuberculeuse n'a pas une allure générale si vive, si aiguë; le début est moins brusque, la céphalalgie est moins intense, le délire moins violent. De plus nos
malades étaient des soldats vigoureux, sans apparence d'ané-
mie ou d'amaigrissement, sans aucune localisation ou sans
aucun stigmate de tuberculose, raisons qui séparées auraient

eu peu de valeur, mais qui groupées formaient un faisceau
assez fort pour permettre d'écarter le diagnostic de méningite
tuberculeuse. Que, bien des fois, le diagnostic ne puisse être
fait qu'après la mort, la chose est certaine, et il en sera surtout de même avec la méningite pneumoccique sans localisation pulmonaire. Car celle-ci affectant assez souvent la forme
cérébro-spinale et ayant une symptomatologie identique à
celle de la méningite cérébro-spinale épidémique, l'autopsie
ou la ponction de Quincke permettra seule de poser le diagnostic causal.

CHAPITRE II

La méningite cérébro-spinale et l'élément militaire. — Influences météoriques.— Contagion. — Modes de transport et de pénétration du germe.

Nombreuses sont les conditions que l'on a indiquées pour expliquer la génèse de cette affection.

Sans nous y arrêter outre mesure, notons tout d'abord les causes banales que l'on trouve toujours lorsqu'il s'agit d'une maladie infectieuse : encombrement, malpropreté des rues et des égouts, émanations putrides, alimentation vicieuse, etc... Elles n'ont pas ici bien grande importance, car si on les trouve souvent mentionnées, souvent aussi les unes ou les autres font défaut.

Si l'on jette un regard sur l'histoire de la méningite cérébro-spinale, on est frappé de sa prédilection pour l'élément militaire et surtout pour les recrues. « D'après son évolution en France, dit Colin, la méningite serait presque spéciale à la profession militaire; sur 57 épidémies, 7 seulement ont été exclusives à la population civile, 39 n'ont frappé que les garnisons : l'armée ne représentant guère que le centième de la population, la prédisposition du soldat a été excessive. »

Sauf pour l'épidémie de St-Pétersbourg en 1867, où des soldats de plus de 30 ans furent presque seuls atteints, ce sont habituellement de jeunes soldats qui fournissent le plus fort contingent à la maladie. « Pourquoi, dit M. le médecin principal Geschwind (1), à l'excellent travail duquel nous avons

---

(1) Geschwind. Archives de méd. milit., sept oct , 1898.

fait de nombreux emprunts, cette prédilection pour les recrues? L'hypothèse qui nous paraît la plus rationnelle, c'est que la recrue éprouve, à ses débuts, un surmenage cérébral qui se traduit d'ordinaire par une simple fatigue, mais qui, en présence d'un germe actif exerçant son action spéciale sur les centres nerveux, offre à ce dernier les conditions les plus favorables à sa pullulation. »

Ceci est une simple hypothèse que l'on pourrait admettre, mais le surmenage physique doit bien entrer, ce nous semble, dans une proportion aussi grande.

Influences météoriques. — L'histoire de la méningite cérébro-spinale épidémique, nous montre que décembre et les premiers mois de l'année sont ceux durant lesquels l'on voit le plus souvent éclater cette affection Et même lorsqu'elle dure plus d'une saison (Strasbourg, 1840-41. Avignon, 1840-44, 1845, 1846-47, 1849-50. Bayonne, décembre 1896, janvier 1897, décembre 1897), elle s'interrompt pendant la saison chaude pour reprendre avec les mois d'hiver (1).

C'est donc pendant les mois les plus froids que sévit la maladie, et les hivers où l'on a vu éclater la méningite cérébrospinale ont été, le plus souvent, très rigoureux et très humides. (L. Colin). De plus, cette prédilection reste la même dans toutes les latitudes, aussi bien en Algérie, à Bayonne, à Avignon, qu'à Paris, à Lille, en Suède ou en Russie. Comme la température des mois d'hiver dans ces différents pays est loin de se correspondre, nous ne serions pas loin d'admettre avec M. Geschwind que « ce n'est pas le froid en lui-même, mais plutôt le froid relatif, le *refroidissement humide* qui influencerait l'évolution du germe de la maladie ».

_____

(1) Il est cependant des exceptions ; c'est ainsi qu'à St-Etienne et au Val-de-Grâce, l'épidémie éclate en juin 1848 et finit en septembre.

Contagion. — La méningite cérébro-spinale est très limitée dans ses atteintes puisqu'elle frappe à peine, dans les garnisons où elle sévit 1 soldat sur 100.)L. Colin). Il est cependant certain qu'elle se transmet et qu'elle est contagieuse. On en a donné pour preuve son apparition dans les villes traversées par des régiments venus d'un foyer contaminé : le 18e Léger, quitte les environs de Bayonne en 1837, passe à Périgueux et y fait de nombreuses victimes, atteint Rochefort où l'on observe bientôt la méningite qui gagne le bagne en 1838. Continuant sa marche le 18e Léger arrive à Versailles et là encore la maladie sévit, s'étendant aux corps voisins (4 Régiments d'infanterie et 2 de cavalerie). Le 7e Léger en 1847 transporte la méningite de Lyon à Orléans où il contamine le 5e Léger et le 21e de ligne ; le dépôt de ce 7e Léger se rend à Cambrai (1848) y amène avec lui la maladie et la transmet au 8e Cuirassiers. Nombreux sont les faits semblables que contiennent les statistiques médicales militaires.

A côté de ces exemples de transmission il faut noter les faits de contagion directe. L'on voit alors l'infection s'étendre de proche en proche, d'un homme à son camarade ou à son voisin de lit, d'une chambrée à l'autre, de l'étage d'une caserne à celui situé au-dessous. A Strasbourg deux médecins militaires, à Saint-Etienne un infirmier succombent en soignant des méningitiques. Plus près de nous, à Avignon (1840-41) Chauffard (1) cite le fait d'une famille de 10 membres dont 5 furent atteints. A l'hôpital, dit le même auteur, une sœur, deux infirmières et une lingère furent successivement frappées.

Ces faits et d'autres nombreux que citent Boudin, Broussais, Laveran, Corbin, Geschwind nous permettent d'affirmer

---

(1) Chauffard, Médecine pratique, 1848.

avec ces auteurs que la méningite cérébro-spinale est nettement contagieuse.

L'accord néanmoins n'est pas encore fait d'une façon complète et Hirsch (1) nie la nature contagieuse de la maladie et
en fait une affection miasmatique. M. Derbys, dans sa relation de l'épidémie de l'Ile de Chypre en 1888, se refuse à croire
lui aussi à la contagion, dans les cas qu'il a observés. Malgré
cette note discordante, les faits sont assez certains et assez
concluants pour pouvoir affirmer que la méningite cérébro-
spinale est contagieuse.

Elle est contagieuse et épidémique, mais la façon de s'étendre de cette affection ne ressemble pas à celle des autres maladies infectieuses. « D'une manière générale, dit le docteur
» Critzman, les explosions de la maladie ont constitué des épi-
» démies parfaitement isolées et formant des foyers dans des
» endroits qui jusque-là avaient été épargnés, et qui étaient
» séparés des uns des autres par des points absolument
» indemnes ».

Il est un fait curieux dans l'histoire de la contagion de la
méningite, c'est la persistance des germes dans certains milieux. M. le médecin principal Geschwind a dressé la liste des
garnisons où a sévi l'affection depuis 1840 et il trouve 164 villes dont 106 ont eu une seule atteinte, quand d'autres comme
Dijon, Rennes, ont été frappées par le mal pendant 7 ans ;
Marseille, Avignon, durant 8 ; Poitiers, 9 ; Versailles, 10 ;
Grenoble, 11 ; Bayonne, 16. « Et, conclut il, l'examen de ces
» documents nous parait démontrer jusqu'à l'évidence que le
» germe de la maladie est permanent dans bien des garnisons.
» Il y sommeille souvent longtemps ; sa virulence a disparu
» ou est atténuée. Il ne donne plus lieu parfois qu'à des cas
» isolés, mais parfois aussi, sous l'impulsion de conditions ou

(1) Cité par Kerr.

» de circonstances particulières, il arrive à produire des épi-
» démies dont l'extension, la durée et la gravité peuvent être
» considérables ».

Modes de transport et de pénétration des germes. —
Ces exemples nous montrent que les soldats emportent le
germe avec eux mais ces germes où résident-ils ? — Diverses
opinions ont été émises. Ils sont transportés, dit-on, par les
vêtements souillés, par les sécrétions nasales et par les crachats. Différents faits sont susceptibles de permettre d'accepter
cette manière de voir : celui que rapporte Kolhman en est un
des plus probants. (1) Cette persistance du germe dans les
vêtements expliquerait aussi comment dans les mêmes garnisons, les mêmes régiments sont infectés ; car l'on sait que
les effets militaires sont transmis d'homme à homme, jusqu'à
usure complète après des nettoyages et des lavages le plus
souvent insuffisants et parfois même illusoires.

Peut-être aussi ces germes sont-ils dans un recoin de l'individu, soit dans les fosses nasales, soit dans la bouche, atten-
dant là, comme un ennemi aux aguets, la moindre brèche, la
moindre faiblesse pour envahir l'organisme. La chose est
possible, car, depuis Pasteur, l'on sait que les voies aériennes
supérieures sont souvent le siège de micro-organismes divers.

M. le professeur Cornil l'avait déjà contrôlé au niveau des
amygdales ; M. Netter (Soc. Biol. 1889) l'a démontré aussi
au niveau des sinus frontaux, des cellules ethmoïdales, de la
face inférieure de la lame criblée de l'ethmoïde, de l'oreille
moyenne. Cette prédilection des organismes pour ce genre

---

(1) Cet auteur raconte (Berl Klin. Woch. 1889) comment la méningite fut
transmise d'une famille à une autre par des vêtements prêtés. Alors que,
parmi les membres de cette seconde famille, les uns furent frappés de méningite, les autres furent atteints de pneumonie.

d'habitat s'explique par la température du milieu, par sa réaction alcaline qui sont autant de causes favorables à leur culture et à leur pullulation.

Quel que soit le microbe que l'on incrimine comme cause de la méningite cérébro-spinale, on les a tous trouvés soit dans les crachats, soit dans le mucus nasal. Pour le pneumocoque, il est banal aujourd'hui de reconnaître sa présence. Quant au méningocoque de nombreux auteurs l'ont décélé. Scherer (Centralbl. f. Bakt, 1894) dit avoir toujours trouvé le méningocoque dans le mucus nasal d'hommes atteints de méningite épidémique à condition de le rechercher pendant les premiers jours de la maladie. Il fait de sa présence un signe de diagnostic différentiel, car, dit-il, contrairement au pneumocoque il n'existe pas chez l'individu sain. Jæger tout en reconnaissant que le mode de transmission est peu connu constate la présence du méningocoque dans les fosses nasales ainsi que la persistance de la virulence dans les mucosités desséchées (mouchoirs, linges, vêtements, etc).

Antony et Feré (archives méd. milit. 1898), ainsi que Huber et Netter, retrouvent le même microorganisme dans le mucus nasal de soldats atteints de méningite cérébro-spinale. M. Netter, en outre, signale dans les crachats de ces malades la présence du méningocoque ainsi que celle du pneumocoque type. Schiff (Centralb. f. inn. Med. 6 juin 1898) trouve le diplocoque intra cellulaire de Weichselbaum dans le mucus nasal d'un malade atteint de méningite épidémique. Mais il peut exister en dehors de cette maladie, car chez 27 individus dont les cavités nasales étaient normales ou atteintes d'un léger catarrhe il trouva 7 fois le méningocoque mais 3 fois seulement il put en obtenir des cultures pures.

Tous ces auteurs admettent que le germe pénètre le plus habituellement dans le cerveau par les fosses nasales et M. Netter admet en outre que l'oreille sert aussi de voie de pénétration. Mais quel chemin suivrait le microbe pour atteindre le liquide céphalo-rachidien dans lequel il réside le plus souvent? Avec Strumpell et Weigert (cités par Vaudremer) avec Médin de Stockolm, avec Netter l'on doit admettre la voie lymphatique et croire que « les microbes pathogènes pénètrent habituellement dans les méninges en suivant les vaisseaux lymphatiques venus de la pituitaire et traversant la lame criblée ».

CHAPITRE III

La Méningite cérébro-spinale considérée comme une complication de maladies infectueuse. — Méningite et Grippe.

L'on a rapproché la méningite cérébro-spinale de beaucoup d'affections. Les uns en font une forme larvée anormale de la scarlatine (Laveran père et fils) Levy, Chauffard la considèrent comme une pyohémie. Baudin la rapproche du typhus, Vallin de la rougeole, Massonaud des oreillons, Lereboullet de la fièvre typhoïde. Bien que l'on ait constaté dans les diverses épidémies de méningite chacune des ces maladies, il semble aujourd'hui démontré qu'elles n'ont aucun lien direct avec elle.

Rôle de la grippe. — Mais doit-on en dire autant de la grippe ? Il est un fait absolument acquis, c'est que les deux infections ont frappé simultanément la même localité et cette coexistence s'est rencontrée si souvent que certains auteurs on voulu les identifier (Vigne Th., Paris).

Pétrequin, lors de l'épidémie de grippe de 1837 constate qu'un appareil est toujours atteint : le système cérébro rachidien. Récamier (épidémie de grippe 1842) observe des troubles nerveux si intenses, si constants qu'il compare les deux affections. De même lors de l'épidémie de 1847, lors de celle du grand duché de Bade, 1864, à Rochefort 1886 (Th. Reteaud) on est frappé de leur coexistence. En 1889-90, Bilhaut (*Bull. médical 1890*) voyant le nombre si considérable des accidents cérébraux en déduit que « dans la grippe pour frapper juste, il faut voir le système nerveux » — A son tour M. le professeur Grasset *(Montp. Méd. 1894)*, rapporte 3 cas de Méningite cérébro-spinale comme complication de la grippe. A Aix en 1895 (Th. Vigne), tous les hommes qui furent frappés de méningite épidémique, avaient été auparavant victimes de l'influenza.

Il semblerait donc logique de déduire de ces faits que la grippe est le plus souvent l'infection première de la méningite cérébro-spinale. Nous ne pensons pas pouvoir admettre une pareille manière de voir. Si en effet l'on observe la marche de la maladie (Bayonne 1896-1897; Avignon 1898; Paris 1898 ; pour ne citer que les manifestations les plus récentes) l'on voit qu'elle n'est nullement comparable à celle de grippe.

La méningite se localise à une caserne, à un quartier, à quelques maisons, à une chambrée, les malades sont atteints successivement, elle fait tâche d'huile. Tantôt elle précède la grippe, tantôt elle survient, quand celle ci a presque complètement disparu. Ainsi à Bayonne le 1er cas de méningite se déclare tout à fait à la fin de l'épidémie et alors que pendant toute sa durée l'on n'avait observé aucune manifestation cérébrale. — A Avignon 3 cas seulement, il est vrai; le premier le 3 février, le second le 6 février, le troisième le 17 février, puis plus rien, tandis que la grippe continue a frapper la population civile et militaire sans que l'on constate de troubles cérébraux qui puissent lui être imputés. De plus quand les régiments que nous avons signalés, changeaient de garnison, ce n'était pas l'influenza qu'ils semaient après eux, mais bien la méningite, qui dans plusieurs villes fit de nombreux ravages. Combien de fois n'a-t-on vu pas des épidémies de méningite cérébro-spinale sans que trace de grippe soit signalée. C'est d'ailleurs ce que l'on constate en 1888 à Dijon, en 1893 a Nevers, Vannes, Philippevile, en 1895 Sens (Geschwind. loc. cit.).

La bactériologie, elle aussi, va nous fournir une nouvelle preuve. Il semble aujourd'hui admis que le bacille de Pfeiffer est l'agent microbien de la grippe et jusqu'ici on n'a pas trouvé ce microorganisme dans les cas de méningite cérébro-spinale.

Si ces maladies ne produisent pas cette affection, ne peuvent-elles pas cependant donner à son germe des propriétés morbides particulières, soit par une action prédisposante de terrain soit par une exacerbation de la virulence de ce germe ? Pour la plupart d'entre elles il semble qu'il faut y voir seulement l'influence de causes secondaires identiques ou bien même une simple coïncidence. En est-il tout ce fait de même pour la grippe qui, n'étant pas indispensable au développement de la méningite, peut être au nombre des conditions qui la favorisent (Geschwind ? Lorsque l'individu a été primitivement atteint par la grippe, même d'une façon légère, la chose est possible, car, ainsi que le dit Calmette « le microorganisme (de la grippe) localisé sur les muqueuses des voies aériennes, et, secrétant selon toute vraisemblance une toxine qui se diffuse dans l'organisme, exalte la virulence des germes déposés dans les différents points. »

Mais quand le malade n'aura jamais présenté de symptôme d'influenza et que la méningite le saisira brusquement en pleine santé (et nos 3 cas en sont la preuve) est-il juste de penser de même ? Nous n'osons l'affirmer. L'on doit plutôt admettre alors que les causes prédisposantes de la grippe sont aussi celles de l'affection qui nous occupe. En résumé nous estimons que la méningite cérébro-spinale épidémique n'est pas une complication des maladies infectieuses et que si ces dernières présentent des troubles cérébraux, ces troubles sont dus aux germes propres de ces affections ou à leurs toxines. Si cependant il semble parfois exister un rapport intime entre la grippe et la méningite, ce n'est pas à dire que l'une soit cause de l'autre, mais qu'elle prépare seulement le terrain.

CHAPITRE IV

La Méningite et la Pneumococcie

Certains auteurs, et non des moindres, ont tendance à vouloir faire disparaître la méningite cérébro-spinale du cadre nosologique, les uns, nous l'avons vu, en l'identifiant à la grippe, d'autres en faisant d'elle une variété de la pneumococcie.

Une raison qui a tout d'abord milité en faveur de cette dernière thèse a été la coexistence de deux affections.

Pendant la guerre de Rébellion l'on fit cette constatation et l'on arriva à formuler que : « la spotted-fever était causée par la fulminante action du miasme qui produit la pneumonie dans les conditions ordinaires ». Au cours des épidémies de Milan, Turin, Hambourg, Breslau, New-York, méningite cérébro-spinale et pneumonie sévissaient simultanément.

Herr (Th. Paris 1890) ayant fait le relevé des cas de ces deux affections pendant l'année 1884 donne des courbes caractéristiques, dont l'examen montre qu'elles subissent les mêmes variations. Souvent à l'apparition de la méningite la pneumonie fait plus de victimes et bien des fois toutes deux frappent le même individu. Immermann et Heller, ayant rencontré 9 cas de méningite sur 30 pneumonies suivies d'autopsie, mirent ces faits sous la dépendance d'une épidémie de méningite, qui était alors à son déclin, après avoir fait de nombreuses victimes durant plusieurs années. A Aix (Th. Vigne) la pneumonie avait déjà éclaté lorsqu'apparut la méningite. A côté de ces faits il faut citer celui, où, dans une même famille, l'un des membres est atteint de pneumonie et un autre de méningite cérébro-spinale. Dreschfeld et Kohlmann en rapportent plusieurs exemples.

Un deuxième argument est tiré de l'anatomie pathologique et de la bactériologie.

M. Netter constate tout d'abord que le pus des deux affections est absolument semblable : « pus concret, jaune vert, en couche épaisse, comparé à du beurre, d'aspect presque pathognomonique même macroscopiquement ». Il n'est plus cependant aussi affirmatif dans ses dernières communications (Soc. méd. des hop. de Paris 26 mai 1898). S'il reconnait les mêmes caractères au pus de la méningite à pneumocoque il décrit celui de la méningite cérébro-spinale comme ayant une épaisseur considérable pouvant aller jusqu'à 2^{mm}, une consistance qui ne permet qu'à grand peine sa désagrégation et qui rappelle celle de l'albumine cuite, une coloration jaune-gris analogue à celle des crachats muco-purulents.

Cet exsudat se localise, dans les deux cas, à la convexité du cerveau, principalement au niveau de la scissure de Sylvius. Mais on le rencontre aussi fréquemment à la base, sur les bords du cervelet, et autour de la protubérance annulaire. Les méninges rachidiennes, dans un tiers des autopsies faites, contiennent elles aussi le même liquide purulent qui siège alors surtout au niveau des renflements cervical et lombaire et le plus souvent sur la face postérieure seule.

Arrivons maintenant aux preuves fournies par la bactériologie, celles sur lesquelles les partisans de l'identification s'appuient avec le plus de poids.

Dès 1885, Weichselbaum signale la présence du diplococcus pneumoniæ dans un cas de méningite cérébro-spinale ; mais il ne fait pas d'inoculations, pas plus du reste que Senger qui retrouve le même micro-organisme dans quatre ménin-

gites consécutives à des otites. Frœnkel, dans des circonstances
analogues, ayant fait les mêmes constatations, essaye de produire des méningites en injectant du pneumocoque sous la
dure-mère d'animaux ; mais ses expériences ne sont pas cou-
ronnées de succès. Foa et Uffreduzzi (Acad. roy. Turin 1886)
dans 4 cas, dont deux avec pneumonie, décèlent un micro-organisme que, d'après sa forme lancéolée, l'aspect des cultures
sur gélatine à 30 ou 32° et sur bouillon, ils croient être le
diplocoque de Talamon-Frænkel, mais ils ne sont pas bien
affirmatifs à ce sujet, et ils semblent même, à certain moment,
le différencier de celui-ci en l'appelant méningocoque. Toutefois Uffreduzzi l'identifie bientôt au pneumocoque, tandis
que Foa tend à en faire une espèce à part.

Successivement Goldsmith (1887), Renvers (Deut. Méd.
Zeit. 1889), Monti (Rif. méd. 1889), Bozzolo (Rif. méd.
1889) considèrent l'agent de la méningite cérébro-spinale
comme identique au pneumocoque.

Mais c'est surtout à M. Netter que sont dus les travaux et
les communications les plus importants sur la question. Il
signale tout d'abord en 1886, 3 cas survenus pendant une
épidémie de grippe, en l'absence de toute pneumonie. A la
suite de nouvelles recherches il déclare, dès 1887, que c'est
à tort que l'on considère comme accidentelle la coïncidence
de la méningite et de la pneumonie et il ajoute en outre que,
le plus souvent, la méningite pneumococcique affecte la forme
cérébro-spinale.

D'après lui, pour affirmer que les deux affections ont pour
agent un microbe absolument le même, ce n'est pas sur les
caractères morphologiques de ce microbe qu'il faut se baser,
mais bien sur les cultures et les inoculations.

Reprenant les expériences de Fraenkel, et plus heureux que
lui, il arrive à déterminer la méningite en injectant le pneumocoque sous la dure-mère du crâne et du rachis. Ses expé-

riences et ses examens microscopiques lui permettent de conclure que le pneumocoque est l'agent essentiel de la méningite pneumonique, de la méningite cérébro-spinale, sporadique et même épidémique.

Ce sont aussi les conclusions de M. Hutinel (Sem. méd. juin 1892) de M. Vaudremer (Thèse, Paris 1893) et de M. le professeur Grasset. Celui-ci écrit : « La pneumococcie méningée telle qu'on la conçoit aujourd'hui comprendrait quatre anciennes maladies : la méningite aigue, la méningite cérébro-spinale, la méningite pneumonique et la pneumonie typhoïde. »

M. Netter a pu reprendre la question à l'occasion de l'épidémie qui a sévi à Paris dans les premiers mois de 1898. A côté du pneumocoque il a trouvé le diplo-streptocoque de Bonome et le méningocoque de Weichselbaum et il cherche à ne faire de ces deux derniers microbes qu'une variété du premier.

Le streptocoque de Bonome, il l'a rencontré sous la forme d'un petit microcoque arrondi ou cubique, groupé en diplo ou en petites chainettes, quelques fois entouré d'une capsule, et retenant le Gram. Il ne pousse pas sur gélatine ; en bouillon il prend une réaction acide, en moins de 24 heures, et forme des chainettes très longues sur gelose simple et gelose glycérinée ; les colonies sont semi-transparentes. Les inoculations démontrent qu'il est très peu pathogène pour les animaux, car les souris et le cobaye résistent presque toujours aux inoculations sous-cutanées et parfois aussi aux injections intra pleurales ou intra péritonéales. Le rat blanc semblerait être l'animal de choix, surtout si on fait des inoculations intra pleurales.

M. Netter a fait chez cet animal des passages successifs qui ont donné au microorganisme la forme lancéolée et la capsule du pneumocoque le plus typique.

Quant au méningocoque de Weichselbaum il le considère

aussi comme une variété dégénérée du diplocoque de Talamon-FRænkel se basant surtout sur la présence simultanée des
deux micro-organismes dans les crachats, dans l'exsudat mé-
ningé, dans le mucus bronchique, ainsi que dans les noyaux
de broncho pneumonie.

Telles sont, résumées dans ce chapitre, les principales raisons invoquées par les auteurs qui veulent ne voir dans la
méningite cérébro-spinale qu'une localisation primitive de la
pneumococcie.

CHAPITRE V

La méningite cérébro-spinale est une affection spécifique

C'est sur la contagiosité de la méningite cérébro-spinale que se sont basés, tout d'abord, les défenseurs de cette opinion. Mais il faut reconnaître qu'aujourd'hui cet argument a perdu une partie de sa valeur, puisque la contagion de la pneumococcie, au moins dans sa forme pulmonaire, est absolument prouvée. Cependant, si l'on observe la marche des épidémies de méningite cérébro-spinale, si l'on relit les statistiques militaires relatant les faits, déjà signalés, de transport de la maladie de ville en ville, l'on voit l'action du germe se porter exclusivement sur les méninges et il serait étrange qu'il en fut ainsi, si l'affection n'était qu'une forme de la pneumococcie.

La forme méningée de cette infection sévit surtout chez des vieillards, des affaiblis, tandis que ce sont des jeunes gens, des soldats, des portefaix, c'est-à-dire des gens robustes et bien portants, qui payent le plus lourd tribut à la maladie.

Ce serait un pneumocoque à virulence atténuée, suppose-t-on, qui causerait la méningite. Mais alors, quand ces deux affections coexistent, les pneumonies devraient être beaucoup plus graves. Or si l'on s'en rapporte à quelques statistiques militaires, nous voyons qu'il n'en est pas ainsi :

1886 Orléans	17 méning.	8 décès	11 pneumon.	1 décès
1888 Quimper	10	4	8	0
1888 Vannes	2	2	26	12
1891 Dijon	2	2	66	5
1892 Poitiers	4	4	19	0

Pour d'autres le méningocoque serait un pneumocoque à virulence très atténuée, capable de produire seulement la méningite et non la pneumonie. Mais alors pourquoi le pneumocoque ne se localise-t-il pas lui-même plus souvent sur les méninges? Pourquoi quand il les envahit la méningite n'est-elle pas plus foudroyante que lorsque le méningocoque est en cause? Pourquoi aussi ce microbe produirait-il le plus habituellement, pour ne pas dire toujours, la forme cérébro-spinale alors que le pneumocoque, s'il affecte volontiers cette forme, ne la produit pas d'une façon constante? Pourquoi enfin lorsqu'ils se trouvent tous deux réunis, est-ce surtout dans les cas à marche lente, tandis que dans les formes très aiguës le méningocoque est habituellement seul?

Tout en admettant que les méningites aiguës causées par divers microbes, celui de Talamon et Frœnkel surtout, puissent revêtir la forme cérébro-spinale, nous ne croyons pas pouvoir donner le nom de méningite cérébro-spinale épidémique à toutes ces manifestations. Nous estimons qu'il y a lieu de réserver cette appellation à l'affection caractérisée comme nous l'avons vu par son épidémicité, par son mode de propagation, et par la nature de son germe.

C'est ce germe que nous allons étudier et tacher de différencier du pneumocoque avec lequel on l'a trop souvent confondu.

CHAPITRE VI

Le Méningocoque. — Son historique

Avant de parler du méningocoque de Weichselbaum et Jæger, qui à l'heure actuelle, est avec le pneumocoque le microorganisme considéré, par beaucoup, comme l'agent de la méningite cérébro-spinale, passons rapidement en revue les différents microbes que l'on a accusés d'occasionner cette maladie. Neumann et Schœffer (*in* Th. Adenot), Scherer, Macaigne (Th. Paris 1892), Chantemesse, Vidal et Legrys (*Soc. méd. des hôpitaux*, 11 décembre 1891. Widal (*Gazette heb. de méd. et chirurgie* 1892), ont constaté le coli-bacille, Meusi et Carbone, Adenot (Th. Lyon) : le bacille d'Eberth. Neumann et Schœffer (Arch. de Wirchow, 1887), Netter (*Ann. mal. oreilles*), Trœvelyan (Brain., 1892) : le streptocoque, Legendre et Beaussenat (*Soc. méd. hôpitaux*, 1891), le staphylocoque doré. Galippe (*Journ. connais. méd.*, 1880, *in* Th. Adenot), le staphylocoque, etc.

L'on a aussi trouvé ces diverses formes microbiennes associées, le pneumocoque et le coli-bacille (Th. Vaudremer), un pneumocoque à forme spéciale, probablement celui de Bonome, et le coli-bacille (Th. Vaudremer), le pneumo-bacille de Friœdlander et le streptocoque pyogène (Boeri, *Riv. clin. et térap.* 1893).

Sans énumérer tous les microorganismes non connus dont on a voulu faire les germes spécifiques de la méningite épidémique, citons néanmoins le streptocoque spécial que Bonome

a décrit lors du XIIIe congrès de l'Assistance médicale italienne
en 1889. C'est un micrococque rond ou ovale, isolé, mais pouvant
s'accoupler, immobile, toujours extracellulaire et résistant au
traitement par le Gram.

Il se développe seulement sur agar-agar et sur bouillon pep-
tonisé additionné de glycose. Le sérum sanguin serait un
mauvais milieu de culture. Sur agar il forme des colonies
transparentes, arrondies dont le centre est granuleux, et dont
les bords sinueux présentent des stries concentriques. Inoculé
aux animaux il est pathogène pour le lapin et le cobaye.
Bonome distingue son streptocoque du pneumocoque, dont il
ne serait qu'une forme atténuée pour B. Uffreduzzi et Netter.

Etudions maintenant le microbe qu'en Allemagne
surtout, on considère comme l'agent exclusif de la méningite
cérébro-spinale épidémique.

En 1887, Weichselbaum décrit un microorganisme trouvé
par lui dans six cas de méningite cérébro-spinale et qu'il
nomme à cause de son siège *diplococcus meningitidis intracellularis.* Ce diplocoque vit, à l'état libre, dans le liquide purulent
des méninges, mais le plus souvent à l'intérieur des cellules
suppuratives. Sa forme rappelle celle du gonocoque. Il se
colore par le bleu de méthylène et ne prend pas le Gram. Il est
presque toujours disposé en diplocoque, et en tétrade, mais de
façon telle que ses parties larges se regardent et non pas les
parties étroites comme dans le pneumocoque.

S'il parvient à cultiver ce microorganisme sur agar à la
température de l'étuve et sur gélatine peptonisée, il ne peut
rien obtenir sur pomme de terre

Sur les cultures en plaques les colonies formées sont superfi-
cielles, arrondies ou un peu irrégulières, leur coloration est jaune
brunâtre. Ces seuls caractères ne permettent pas à Weichselbaum d'affirmer sa découverte, car les expériences entreprises
par lui sur les animaux n'étaient pas assez positives. Bien

que le lapin, le chien et surtout la souris succombent
aux inoculations, il ne peut néanmoins retrouver chez eux que
de rares micrococques, et il ne parvient pas à les cultiver.

Malgré quelques confirmations de cette découverte faites par
Goldschmith, Marchiafava, Celli, Scherer, etc., le diplocoque
de Weichselbaum était fort combattu en France et en Italie.

Il s'écoule huit ans avant que de nouvelles recherches
approfondies soient faites, mettant en lumière toute l'importance de cette découverte.

C'est en effet, en 1895, que M. Jœger publie un important
mémoire sur l'étiologie de la méningite cérébro-spinale épidé-
démique. (Zeitsch. fur. Hyg. u. Infection.) Dans ce mémoire,
il raconte l'épidémie qui sévit en 1893 et 1894 dans plusieurs
régiments Wurtembourgeois, et il donne les résultats des
recherches anatomiques et bactériologiques obtenus dans dix
cas de mort.

Comme Weichselbaum, il trouve le même diplocoque intra-
cellulaire. Plus affirmatif que lui il le considère comme spécifique de la méningite cérébro-spinale épidémique, et il lui
donne le nom de méningocoque.

Il reconnaît sa présence dans les cellules du pus, il retrouve
sa forme en grain de café, qu'il différencie nettement de celle
du pneumocoque ovoïde et effilée. Recherchant les divers
caractères distinctifs des deux microbes, il en trouve un autre
dans ce fait que le méningocoque se cultive plus facile-
ment et beaucoup plus longtemps que le pneumocoque et, que
les cultures acquièrent même avec le temps la faculté de deve-
nir très abondantes.

Les inoculations faites par cet auteur démontrent que les
souris et les cobayes résistent à l'introduction du méningocoque par la voie sous-cutanée, tandis qu'ils meurent d'infection
générale après injection intra-péritonéale ou intra-pleurale.

Pour lui, le pneumocoque joue un rôle beaucoup moins

considérable qu'on ne l'a admis dans la pathogénie de la méningite cérébro spinale épidémique.

Il rencontre, il est vrai, ce microorganisme, tout comme le streptocoque d'ailleurs, mais il s'agit alors de cas sporadiques et quand il le trouve dans des cas épidémiques il le considère comme un agent surajouté, tandis que le méningocoque serait l'agent causal.

Leyden (Berl. Kl. Woch. 1896), retrouve le méningocoque de Weichselbaum dans trois cas et en fait l'agent pathogène de la maladie. Et il cherche surtout à le distinguer du gonocoque. La même année Kiefer (Berl. Kl, Wor. 1896), note aussi les différences avec le même microorganisme, Et il ajoute que, cultivant le méningocoque, il a été atteint de rhinite purulente intense, avec céphalée violente et qu'il a constaté dans le pus le diplocoque intracellulaire.

Mais c'est au mémoire d'Heubner : *Observations et recherches sur le méningocoque intra-cellulaire* (1) paru à Leipsig en 1895 qu'il faut se rapporter pour avoir les expériences les plus complètes faites sur le sujet ; aussi ferons-nous de nombreux emprunts à cet ouvrage dans le cours de ce chapitre.

L'introduction de la ponction lombaire de Quincke comme moyen thérapeutique a permis à Heubner d'entreprendre chez le vivant ce qu'avant lui on n'avait pu faire : c'est-à-dire l'examen du liquide retiré. Et si la ponction de Quincke est aujourd'hui à peu près abandonnée comme moyen thérapeutique, l'on doit reconnaître qu'elle est comme moyen diagnostique d'une valeur considérable, et que bien souvent elle seule permettra d'affirmer la nature de la méningite.

Dans dix cas, dont six suivis de mort, observés à sa clinique, Heubner, grâce à la ponction lombaire, pratiquée chaque fois, a pu retrouver le méningocoque de Weichselbaum et Jœger.

_____

(1) Trad. de l'Instit. Intern. de bibliographie scientifique. Paris.

Ce microbe se trouve souvent à l'intérieur des cellules, mais parfois aussi il est extra-cellulaire.

Quelquefois isolé il forme le plus habituellement des amas denses, et il est disposé en forme de diplo ou de tétracoque.

La forme rappelle celle d'un haricot double, d'un « petit pain dont les deux lobes sont largement marqués », de deux grains de café juxtaposés mais séparés par une fente. Il serait souvent encapsulé et ne prendrait pas le Gram.

C'est encore sur agar qu'Heubner obtient les meilleures cultures, qui deviennent, au fur et à mesure d'ensemencements répétés, plus denses, plus abondantes, et dont la teinte prend une coloration gris jaunâtre, parfois jaune argileux, et un éclat comme celui de la laque. Sur ce milieu de culture la transplantation semble illimitée, ce que ne fait pas le pneumocoque.

Les expériences faites sur les animaux habituels, cobayes, souris, montrent à Heubner que ceux-ci ne réagissent que par les injections intra-péritonéales et intra-pleurales. Voulant donner une méningite à ces animaux, au lieu d'employer la trépanation comme Weichselbaum et Netter, il fit ce qu'il appelle « la ponction lombaire renversée », c'est-à-dire qu'après avoir ponctionné selon le procédé habituel et après avoir laissé écouler quelques gouttes de liquide rachidien, il injecte, par la même canule, une quantité déterminée d'un bouillon de culture de méningocoque.

Mais là encore les expériences avec le cobaye et le lapin furent négatives, tandis qu'en employant une culture de pneumocoque les lapins succombaient en quatre jours avec des symptômes de méningite.

Sachant que le cheval, le chien et la chèvre étaient susceptibles d'être atteints de rigidité de la nuque, Heubner fit des expériences avec ces deux derniers animaux.

A un chien de 4 kilog., il injecte, par ponction lombaire

renversée, environ 1 c.c. de bouillon de culture de vingt-quatre heures. L'animal a de la fièvre, de la paraplégie des extrémités postérieures, de l'incontinence d'urine et des matières. Cet état persiste deux jours, puis l'animal est tué par le chroroforme. L'autopsie démontre une congestion intense des méninges rachidiennes, mais pas de pus. L'examen microscopique décèle la présence du méningocoque, surtout extra cellulaire, mais on ne fait pas de cultures.

Les faits les plus probants sont ceux obtenus avec les chèvres.

Un premier animal reçoit, toujours par le même procédé, 1 c.c. de bouillon de culture et meurt en quarante-huit heures avec les symptômes d'une méningite cérébro-spinale, telle qu'on l'observe chez le mouton. A l'autopsie, on trouve une congestion intense des méninges rachidiennes, mais pas de suppuration à proprement parler ; toutefois l'examen microscopique permet de constater dans la pie-mère, surtout à la partie postérieure, ainsi que le long des vaisseaux, la présence de cellules du pus. Le méningocoque se voit en quantité notable. Prévenant l'objection qu'on aurait pu lui faire en disant que l'introduction du bouillon ayant servi de véhicule aurait pu, à lui seul produire les mêmes résultats, Heubner injecte du bouillon stérilisé à une nouvelle chèvre, qui ne fut nullement incommodée par cette expérience.

A une autre chèvre (1), il injecte un bouillon de culture provenant d'une ponction pratiquée chez un méningitique.

_____

(1) Expérience d'Heubner (Résumé) :

1er Décembre 1896. Ayant pris une anso d'une culture à l'agar de vingt-quatre heures, culture provenant d'une ponction faite chez un enfant de 7 ans, mort après deux mois de maladie, il délaya cette anse dans de l'eau stérilisée et il en injecta, par ponction lombaire 1 c.c dans la dure-mère d'une chèvre bien portante. Le soir, temp. 39°7. Le 2e jour, 39°5 (matin). Le 3e jour, 38°6 (matin). 39°4 (soir), puis jusqu'au 7e jour variation subfébrile.

L'animal, après quelques jours de souffrance, se remit, et ce
fut seulement après une troisième injection, faite avec une culture plus virulente, qu'il mourut avec les mêmes symptômes que
l'autre chèvre. L'autopsie permit de reconnaître avec des
lésions méningées, la présence, dans l'exsudat purulent, du
diplocoque de Weichselbaum.

A la suite de ces expériences Heubner conclut : « La preuve
» expérimentale du rôle pathogène du méningocoque intra
» cellulaire, devrait être ainsi suffisamment faite. En présence
» de ce microorganisme disparaît aussi l'objection de la satis-
» faction insuffisante du besoin de causalité qui existe avec
» raison à l'égard du pneumocoque. Il était extrêmement dif-
» ficile de comprendre comment une maladie, si spéciale que

Pendant les deux premiers jours, état général mauvais, prostration, sensibilité au toucher, perte d'appétit, la pression de la colonne vertébrale est
très douloureuse.   •

4 — La ponction de Quincke donne un liquide trouble dans lequel on
trouve des cellules de pus et quelques diplocoques extra cellulaires.

5.— Nouvelle ponction, pas de diplocoques. L'animal se remet peu à peu,
quoique très amaigri.

17. — Deuxième injection de 1 c. c. de bouillon de même culture ; éléva-
tion de la température pendant un jour, puis l'animal se remet.

21. — Troisième injection de 2 c. c. du liquide stérile de ponction lombaire pratiquée chez un enfant de 8 mois ; l'état de l'animal s'aggrave bientôt
après, il est étendu le dos courbé et pousse des cris bruyants. Le soir, abais-
sement de température : 37º. Le lendemain, midi 38º. Mort dans la nuit du
22 au 23 décembre

Autopsie. — Sur toute l'étendue de la moelle, bulbe et cervelet, congestion de la dure-mère et de la pie-mère. Arachnoïde troublée. Les ventricules
latéraux remplis d'un liquide louche. Vaisseaux de la convexité du cerveau
fortement injectés jusque dans les plus fines ramifications.

Dans toutes les préparations faites on trouve le méningocoque, souvent
extra cellulaire, mais aussi intra cellulaire, même en forme de tétracoque.
Sa présence est aussi constatée dans le rein et dans le foie.

Examen microscopique de la moelle, témoigne d'une infiltration dense de
l'arachnoïde par des cellules de pus.

Cet essai donne la reproduction de la maladie subaiguë qui se rencontre
assez souvent chez l'homme.

» la méningite cérébro-spinale épidémique, pouvait lui devoir
» son origine, à lui qu'on trouve toujours et partout. Au con-
» traire le méningocoque est en réalité un genre de bactérie
» qui n'a rien de commun avec les coccus provoquant la sup-
» puration ordinaire et qui semble, tout au plus, offrir une
» certaine ressemblance avec le gonocoque ».

Ce n'est pas seulement l'aspect morphologique du méningocoque, sa présence à l'intérieur des cellules du pus, son
développement différent du pneumocoque qui prouvent sa
personnalité, mais c'est aussi son action pathogène bien dis-
tincte de celle des microbes de la suppuration et du pneumocoque. Sa virulence est manifestement moindre que celle
de ces microorganismes, puisque, même chez les petits mam-
mifères comme les souris, les cobayes, seules les injections
intra-péritonéales ou intra-pleurales peuvent être nocives.

En 1896 et 1897 de nouvelles communications furent faites
à la Société de Médecine interne de Berlin et de nouveaux mé-
moires furent écrits par Von Leyden, Huber, Furbungen,
Schwartz, Stoeltzner, etc.

Heubner qui disait encore en 1896 : « Je ne prétends pas
» qu'il y ait relation absolument certaine de cause à effet
» entre le méningocoque et la méningite cérébro-sinale épi-
» démique ; c'est probable, mais il faut des observations plus
» nombreuses pour y parvenir », devenait plus affirmatif,
en 1897. A la suite de 5 nouveaux cas personnels et de cas
observés à Vienne et Munich, il déclare que la présence du
méningocoque dans cette affection est aujourd'hui un fait hors
de conteste.

Il recherche le méningocoque dans d'autres maladies,
notamment dans la méningite tuberculeuse, l'hydrocéphalie
chronique, la thrombose cérébrale, l'œdème du cerveau, etc.
Il a toujours analysé le liquide de la ponction lombaire et sur
14 cas, 12 fois le méningocoque était absent. Dans les 2 cas

où il constate sa présence c'est chez deux malades atteints de méningite tuberculeuse. Mais il ne croit pas néanmoins devoir douter de la spécificité de ce microbe et de sa valeur diagnostique. C'est accidentellement qu'on les trouve là.

Après Heubner, Wilms (Mun. Méd. Woch. 1897) Schwartz (Soc. Med. int. Berlin, 1897) Stewart et Martin (Montreal, med. Journal, mars 1898), Councilman, Malory et Bright (Boston, 1898), Assimis (Presse med. 1898), Antony et Feré (Arch. méd. milit. 1898) Bezançon et Griffon (Presse med. 10 décembre 1898), Hunermann (Zeitschr. f. Klin. med. 1898), Comba (Settim. méd. oct. et nov. 1898), Still. (Brit. med. Journal 1898), Buchanam (Brit. méd. Journ. sept. 1898) et bien d'autres encore, ont trouvé le méningocoque.

CHAPITRE VII

Caractères de notre Méningocoque

C'est un microorganisme, semblable au méningocoque de Weichselbaum-Jæger, que nous avons trouvé, d'une façon constante, dans nos trois cas de méningite cérébro-spinale. Nous l'avons ensemencé sur différents milieux et nous avons fait des inoculations à divers animaux. Le présent chapitre est la relation de nos recherches et de nos expériences.

La mise en culture du méningocoque est une opération délicate : le mémoire d'Heubner nous a évité, à cet égard, bien des tatonnements.

La gélose glycerinée, qu'il conseille comme milieu d'élection, nous a fourni, dans nos trois cas, des ensemencements fertiles, alors que bouillon, gélatine, gélose simple, sérum de sang coagulé étaient demeurés stériles. Seule la pomme de terre glycerinée donnait, sous l'aspect d'un vernis luisant, surtout perceptible à jour frisant, des colonies qui furent susceptibles de reproduction. Mais une fois mis en race, il nous fut facile, après quelques passages, de faire végéter nos trois échantillons sur tous les milieux usuels et de constater l'identité de leurs caractères morphologiques.

Cette adaptation aux milieux nutritifs artificiels, cet acclimatement à la vie de laboratoire furent favorisées par cette remarque qu'une très légère acidité aidait à la végétation du microbe alors que l'alcalinité était un empêchement.

L'urine fraîche, le petit lait, le bouillon glyceriné, les liquides vieillis d'ascite ou de kyste ovarique donnèrent un
trouble opaque laiteux, avec dépôt muqueux abondant, alors
que le bouillon alcalin et les mêmes humeurs fraîches de
l'organisme humain présentaient un dépôt grumeleux sans
trouble prononcé du liquide.

Mais les milieux qui nous ont présenté, d'une façon constante, les types les plus luxuriants ont été faits au suc de
cerveau de veau. Danilewski (1) et après lui Podwyssotzky et
Taranoukhine (2), ont montré tout le parti qu'on pouvait tirer
de la stimulation biologique que donne la lécithine ; nous
nous sommes conformés à leurs indications et, à l'état liquide
(avec addition de peptone, sel, glycerine), ou à l'état solide
(par dissolution de gelatine ou d'agar), ils ont été nos milieux
d'élection, toujours avec cette précaution que nous évitions leur
alcalinité.

Aspect macroscopique des cultures. — Sur *gelose glycerinée*
commune ou au suc de cerveau de veau : un point arrondi,
d'un blanc luisant, porcelainé, qui s'étend régulièrement à la
périphérie pendant que le centre s'épaissit, tel est l'aspect de
la culture au bout de 24 heures. L'accroissement en surface
se continue pendant trois jours, atteignant un millimètre de
diamètre en moyenne et ayant, dans quelques cas, dépassé
4 millimètres. Quelquefois, sans qu'il nous ait été possible
d'analyser la cause du phénomène, les colonies prennent une
teinte jaune ocreuse, déjà signalée par Heubner. La vitalité du
microorganisme s'y prolonge 6 à 8 semaines et souvent à la

(1) Danilewski : De l'influence de la lécithine sur la croissance et la mul-
tiplication des organismes (C. R. Ac. S -C. C. XXIII, 20 décembre.

(2) Podwyssotzky et Taranoukhine : Etude de la plasmolyse chez les bac-
teries (Ann. Inst. Pasteur T. XII.

surface de la colonie, sur les bords de préférence, une saillie punctiforme, d'un blanc plus vif, apparait vers le dixième jour, indiquant une poussée nouvelle de sève dans l'agrégat microbien. Lorsque l'ensemencement est fait en trainée, la coalescence des colonies donne une bande blanche continue, à bords frangés. Si, sur la gélose inclinée, on fait glisser du sang de lapin ou de pigeon la végétabilité est moins grande et les colonies prennent l'aspect punctifonne sans extension périphérique.

Sur *gelatine en surface* : on voit apparaître le long du trait de fines colonies blanches, ponctuées et, vers le cinquième jour, le milieu commence à fondre. Sur *gelatine en piqure* se voient des trainées de points sphériques blancs, dont la surface se liquéfie vers le cinquième jour. Cette liquéfaction, dont la marche en profondeur est très lente, demande plus de cinq semaines pour un tube de 0, 05 hauteur. Sur ce milieu nous avons aussi constaté une inconstance de caractère digne d'être signalée : la même prise sur gelose, ensemencée sur gelatine ordinaire et sur gelatine au suc de cerveau, a liquéfié la première et non la seconde.

Le sérum de sang coagulé est un milieu peu favorable, qui se liquéfie très lentement, mais la vitalité ne s'y prolongeant pas, la liquéfaction y creuse seulement des dépressions qui n'intéressent pas toute la hauteur.

Sur pomme de terre glycerinée, se montre un vernis, surtout visible à jour frisant, qui prend, avec la dessication du milieu, l'aspect d'un semis sablonneux blanchâtre. La vitalité ne parait pas se conserver.

Avec du méningocoque cultivé d'abord sur gelose glycerinée, les *milieux liquides*, bouillons au suc de cerveau de veau, bouillons ordinaires glycerinés ou non, sérum d'ascite ou de kyste ovarien, se troublent en 24 heures avec dépôt muqueux abondant les jours suivants. La vitalité parait s'y conserver d'une façon prolongée puisque, après six mois, nous avons réalisé des ensemencements fertiles.

Le méningocoque ne coagule pas le lait.

Caractères microscopiques et coloration. — Dans les centres nerveux des malades, qu'il s'agisse de la moelle ou de l'encéphale, du liquide céphalo-rachidien ou d'exsudats purulents péri-méningés, le méningocoque se présente sous l'aspect d'un coccus, parfois isolé, mais le plus souvent d'un diplocoque ou d'un tetracoque, et toujours entouré d'une capsule. Habituellement ce microorganisme est inclus à l'intérieur des cellules de pus, même à plusieurs exemplaires, mais il peut être aussi extra-cellulaire.

Dans les milieux artificiels, solides ou liquides, ces formes primitives se conservent pendant les premiers jours, puis le microorganisme s'agglutine en amas, en chaînettes, en même temps que son volume diminue et que son auréole claire se condense ; il y a donc une distinction fondamentale à établir entre les jeunes et les vieilles cultures. Parallèlement l'affinité primitive pour les colorants s'altère.

Mais, malgré cette variabilité morphologique, il est toujours possible de faire renaître les formes primitives. Précisons d'abord ce qu'elles sont et essayons de les suivre dans leur altération.

Le diplocoque a l'aspect de deux grains de café se regardant par leur face concave. Autour de ce microbe est une zone claire concentrique, à bords nets et tranchants. Ce couple est mobile dans les milieux liquides. A l'étudier, sans immersion (obj. 8. Oc. 3. Vérick Gr. 1000D), on le voit animé de mouvements de translation rapides, d'oscillation sur lui même qui le présentent de champ ou de profil. S'il s'agit d'une jeune culture, sur agar glyceriné, il suffit de la délayer dans un peu d'eau, de bouillon ou mieux encore d'urine fraîche pour voir les éléments qui paraissent emprisonnés dans une gangue gélatineuse reprendre leur mobilité et la conserver, en goutte suspendue, pendant trois ou quatre jours.

La segmentation se fait suivant le grand axe du diplocoque. La capsule, qui entoure chaque groupe de deux coccus, forme dans les chaînettes une encoche, un étranglement entre chaque groupe.

Avec Heubner, nous avons constaté que, dans les cultures pures, les microbes, si l'on fait un examen sommaire, ressemblent un peu à des staphylocoques. On les voit, comme nous l'avons dit plus haut, en partie, en petits et gros amas, les uns en forme de grappe de raisin, les autres en conglomérats plus denses, en partie isolés, en partie aussi réunis par chaînes de 6, 8, 10 chaînons. Ces amas fortement colorés — car l'affinité pour toutes les couleurs d'aniline est extrême — semblent composés de petites boules de grosseur égale et de forme identique. Mais, si l'on fait varier l'intensité du colorant, l'on voit que les préparations ne sont nettes qu'avec des dilutions très étendues. Heubner n'était arrivé que par hasard, «par chance», à la teinte voulue. Après bien des tâtonnements nous avons trouvé la dilution qui semble convenir le mieux : C'est une goutte de liqueur de Ziehl étendue de 2ème d'eau distillée, très légèrement acétisée (1 goutte d'acide acétique pour 30^{cme} d'eau). On plonge la préparation dans cette solution pendant 15 secondes. Examinant au microscope (1/16 immersion, 3 oc. Verick Gr. 12 à 1650 D), une préparation ainsi colorée, on voit que ces prétendues boules présentent sur leur milieu dans le sens vertical, une fente très fine non colorée.

L'on a donc affaire à un véritable diplocoque qui souvent même se subdivise en tétra le, la ligne de séparation étant alors au contraire perpendiculaire à l'axe du couple.

La façon de réagir de ce microbe vis-à-vis du Gram n'est pas nettement définie. Heubner et Weichselbaum ont constaté qu'il ne le prenait pas. Nous avons pu nous rendre compte que, si parfois le fait était exact, dans certaines conditions il restait coloré par cette méthode. Il en est ainsi lorsque l'on se trouve en présence de cultures jeunes, et à mesure que ces cultures vieillissent, la réaction devient de moins en moins nette, jusqu'au moment où elle ne se produit plus du tout. C'est donc, selon nous, à l'âge des cultures qu'est due cette différence vis-à-vis des colorants. Et lorsque, dans une préparation, on trouvera, au milieu des chaînettes et des amas, des formes plus volumineuses, plus colorées, on pourra dire que ce sont les plus jeunes.

Inoculations aux animaux. — Comme tous nos devanciers, nous nous sommes heurtés à des difficultés insurmontables. Nous avons eu beau varier les doses, les portes d'entrée, l'âge des animaux, essayer des associations microbiennes, renforcer l'activité du méningocoque par des injections ultérieures de produits filtrés, les résultats sont demeurés incertains,

A lire le résumé de nos expériences, il est facile de voir que si le cobaye et le lapin ont été accidentellement sensibles au méningocoque, nous n'avons pu déterminer les conditions précises de nos rares succès, ni en faire dériver des variétés plus virulentes.

Quant au pigeon, animal absolument réfractaire au pneumocoque, s'il ne nous a pas donné tous les résultats que nos deux premières expériences nous permettaient d'espérer de lui, nous croyons qu'il y a lieu de diriger les études de ce côté et nous pensons qu'on pourra obtenir des conclusions plus probantes autorisant à considérer le méningocoque comme pathogène pour cet animal.

Expérience I

Un lapin reçoit dans la veine de l'oreille 14 cmc. d'un bouillon de culture de méningocoque, datant de 20 jours.

L'animal ne semble nullement indisposé.

Onze jours après, on lui injecte, par la même voie, du liquide intestinal de porc filtré. Mort: quelques heures après.

Autopsie: Légère couche de liquide louche dans le péritoine et dans les bassinets.

Examen et cultures : Méningocoque rare et coli bacille.

Expér. II

Lapin reçoit dans la veine de l'oreille 3 cmc. d'un bouillon de culture de méningocoque et coli bacille associés, datant de 9 jours. — Mort dans la nuit.

Autopsie: On trouve un peu de liquide louche dans les bassinets.

L'examen et les ensemencements de ce liquide dénotent la présence du méningocoque et du coli bacille.

Expér. III

Lapin reçoit dans la veine de l'oreille 10 cmc. de liquide d'ascite ensemencé avec du méningocoque depuis cinq semaines. — Pas de résultats.

Réinoculé 19 jours après dans la chambre antérieure de l'œil (II gouttes) et dans la conjonctive (V gouttes) avec une anse d'une culture sur agar vieille de 42 jours et délayée dans 5 cmc. d'eau distillée. — Expér. négative.

Expér. IV

Lapin reçoit dans le péritoine 5 cmc. de liquide d'ascite ense-
mensé depuis cinq semaines. — Expér. négative.
Réinoculé comme le lapin de l'expér. III. — Pas de résultats.

Expér. V

Deux lapins sont inoculés dans la chambre antérieure de l'œil
et dans la conjonctive avec la même culture délayée des exp. III
et IV. — Pas de résultats.

Expér. VI

Lapin reçoit 5 cmc. de liquide d'ascite ensemencé depuis cinq
semaines dans l'orbite gauche. — Mort le soir.
Autopsie : Congestion des méninges et du foie.
Examen microscopique et ensemencements : Méningocoque.

Expér. VII

Deux lapins reçoivent l'un 3 cmc., l'autre 2 cmc. du même
liquide que VI dans l'orbite gauche. — Expér. négative.

Expér. VIII

Deux lapins reçoivent 5 cmc. du même liquide dans l'œil.
Après quelques jours de malaise, fonte de l'œil, puis les
animaux se remettent.

Expér. IX

Deux lapins reçoivent dans le flanc gauche 10 cmc. du même
liquide. Après deux jours d'hyperthermie, ces animaux se remettent sensiblement.

L'exsudat, retiré au point d'inoculation, au bout de 48 heures, dénote la présence du méningocoque.

Les ensemencements sur gélose et pomme de terre glycérinée confirment l'examen.

EXPÉR. X

Deux lapins reçoivent dans le sillon gengivo-labial 10 cmc. de liquide d'ascite ensemencé depuis plus de deux mois.

Action lymphogène rapide et considérable qui persiste pendant plusieurs jours — Examen et ensemencements décèlent le méningocoque.

EXPÉR. XI

Le même jour, deux lapins reçoivent 10 cmc. du liquide d'ascite comme dans l'exp. X. Hyperthermie légère pendant deux jours. — Expérience négative.

EXPÉR. XII

Lapin reçoit 20 cmc. de liquide d'ascite de même date dans le sillon gengivo-labial.

Action lymphogène considérable ayant persistée jusqu'à la mort survenue 35 jours après.

Hyperthermie pendant 3 jours. L'animal, pendant une quinzaine de jours, parait bien portant. Puis il perd l'appétit, maigrit, a de la diarrhée et meurt en hypothermie (37°,2).

Quelques jours après l'inoculation, on trouve dans l'exsudat retiré du tissu cellulaire du cou, le méningocoque.

Autopsie. — Cerveau : congestion intense des méninges, liquide légèrement louche.

Plèvres : légère couche de liquide dans lequel on trouve des bâtonnets très longs.

Poumons : foyers disséminés de broncho-pneumonie ; bâtonnets longs semblables aux précédents.

Péricarde : mince couche de liquide dans lequel on trouve méningocòque.

Cœur et rate volumineux.

L'animal parait avoir succombé à une infection mixte.

Expér. XIII

Deux lapins de l'épreuve VIII reçoivent, 5 mois 1/2 après, 10 cmc. de méningocoque en liquide d'ascite (vieille culture) dans le flanc gauche.

L'un meurt au bout de 6 jours, l'autre au bout de 10.

Autopsies : Congestion légère des méninges. Légère couche de liquide céphalo-rachidien dans lequel on trouve le méningocoque.

Ensemencements confirment l'examen.

Expér. XIV

Lapin reçoit dans la veine de l'oreille 1 cmc. de sang de pigeon (Expér. XXXVII). — Mort 9 jours après.

On retrouve le méningocoque dans le sang et dans le liquide céphalo-rachidien, ainsi que dans les ensemencements.

Sur les 7 décès que nous enregistrons dans cette série d'expériences, trois sont causés par des associations microbiennes dans des conditions différentes (Exp. I, II, XII). Deux autres animaux (Exp. XIII) ayant déjà perdu un œil, six mois auparavant, à la suite d'une injection de méningocoque, succombent après une inoculation dans le flanc, d'un liquide d'ascite ensemencé depuis de longs mois. Un sixième (Exp. VI) meurt quelques heures après avoir reçu dans l'orbite du liquide d'ascite ensemencé depuis 5 semaines. Le dernier enfin est emporté 9 jours après l'introduction dans la veine de l'oreille de sang de pigeon mort lui-même d'une infection due au méningocoque.

Or comme, dans des expériences identiques, des animaux d'âge et de poids semblables n'ont éprouvé aucun malaise, l'on ne peut rien conclure de ces décès. L'on peut dire simplement que le méningocoque n'est pas pathogène pour le lapin qui peut résister à l'injection des cultures de ce micro-organisme quelle que soit la voie suivie, même la voie péritonéale.

COBAYES.

Expér. XV

Cobaye reçoit en injection sous cutanée 2 cmc. de liquide d'ascite ensemencé depuis 5 semaines. — Expérience négative.

Expér. XVI

Cobaye reçoit dans le péritoine 10 cmc. du même liquide. — Mort le soir.

Autopsie : Liquide péritonéal sanguinolent. — Congestion intense des intestins, des reins, des poumons. Rate et foie normaux.

Epanchement pleural et péricardique. — Congestion de méninges.

On trouve partout, aussi bien à l'examen que dans les ensemencements, le méningocoque, assez petit et affectant surtout la forme diplo ou en chaînettes.

Exper. XVII

Cobaye reçoit, sous la peau, 10 gouttes d'une culture jeune (4 jours) délayée dans de l'eau stérilisée. — Mort 7 jours plus tard.

Autopsie : liquide ascitique sanguinolent : l'examen et les ensemencements décèlent le méningocoque.

· Expér. XVIII

Cobaye reçoit dans le péritoine la même quantité de la culture ayant servi dans l'expérience précédente. Expérience négative.

18 jours après reçoit 5 gouttes d'une culture de 42 jours, délayée dans 5 cmc. d'eau (la même que pour expér. IV et V). Expérience négative.

Expér. XIX

Cobaye reçoit sous la peau 5 cmc. de bouillon de culture datant de 6 mois. Mort 3 jours après.

Autopsie : Congestion très marquée de méninges, du poumon, du rein. — Légère couche de liquide dans le péricarde.

Les ensemencements sur gélose glycerinée et pomme de terre glycerinée révèlent le méningocoque. Une anse de la culture sur pomme de terre délayée dans du bouillon est injectée à un pigeon (Expér. XXXVI).

Expér. XX

Cobaye reçoit dans le péritoine la même dose de la même culture que celui de l'expérience précédente. Expér. négative.

Expér. XXI

2 cobayes reçoivent 5 cmc. de culture de 3 jours délayée dans du bouillion, en injection sous cutanée. Expér. négative.

Expér. XXII

2 cobayes reçoivent dans le flanc 5 cmc. de liquide d'ascite ensemencé depuis 8 mois.

2 cobayes reçoivent dans le flanc 4 cmc. du même liquide, plus 1 cmc. de liquide intestinal de porc filtré.

2 cobayes reçoivent seulement 4 cmc. de ce dernier liquide.
Aucun de ces animaux n'a présenté de troubles.

EXPÉR. XXIII

4 cobayes reçoivent sous la dure mère, après trépanation, une anse de culture sur agar vieille de 5 jours. Expér. négative.

EXPÉR. XXIV

10 cobayes, ayant déjà été inoculés, reçoivent dans le flanc. 10 cmc. d'un liquide ascitique ensemencé depuis 8 mois. Expér. négative.

EXPÉR. XXV

6 cobayes, reçoivent dans le péritoine 5 cmc. d'une culture de deux jours délayée dans du bouillon. — Expér. négative.

EXPÉR. XXVI

5 cobayes, déjà inoculés 4 jours auparavant (Expér. XXV) reçoivent dans le flanc 5 cmc. d'une culture de méningocoque filtrée. Expér. négative.

EXPÉR. XXVII

1 cobaye, n'ayant jamais été inoculé, reçoit dans le flanc 9 cmc. de la même culture filtrée. — Expér. négative.

Comme pour le lapin nous n'arrivons qu'accidentellement à occasionner la mort des cobayes, tantôt par la voie sous-cutanée, tantôt par la voie péritonéale, sans que l'âge des cultures, la quantité injectée, les réinoculations avec des liquides filtrés paraissent influencer ces résultats dans un sens ou dans l'autre.

PIGEONS

Expér. XXVIII

Pigeon reçoit sous l'aisselle 5 cmc. de liquide d'ascite ensemencé depuis 5 semaines.

L'animal présente une légère hyperthermie pendant quelques jours, il reste en boule, les plumes hérissées. Au bout du 9e jour il commence à présenter des mouvements de rotation de la tête, comme les animaux dont le cervelet a été lésé ; en même temps sa marche prend l'allure cérebelleuse. Il meurt en hypothermie le 11e jour.

Autopsie : Congestion légère des méninges ; la substance cérébrale parait ramollie. Le péricarde contient un peu de liquide trouble.

Des ensemencements sont faits sur gelose glycerinée et dans du bouillon. C'est le méningocoque qui s'y développe.

Expér. XXIX

Pigeon reçoit, sous l'aisselle, 2 cmc. du même liquide. Meurt 5 jours après en hypothermie.

L'*autopsie* négative. Un fil de platine est enfoncé dans le cerveau et agité dans un tube de bouillon. On y retrouve le mégocoque.

Expér. XXX

2 pigeons reçoivent sous l'aisselle 3 cmc. du liquide d'ascite ensemencé depuis 19 semaines. Ils paraissent malades pendant quelques jours puis se remettent.

Expér. XXXI

1 pigeon reçoit 6 cmc. du même liquide. Indisposition passagère.

Expér. XXXII

3 pigeons reçoivent chacun 5 cmc. sous l'aisselle de liquide d'ascite ensemencé depuis 6 mois. Ils restent en hypothermie pendant 48 heures, puis se remettent.

Expér. XXXIII

2 pigeons reçoivent, dans les mêmes conditions, une quantité égale de ce liquide (Expér. XXXII).

L'un meurt dans la nuit, l'autre le lendemain.

Autopsie négative : mais un frottis du cerveau permet de constater la présence du méningocoque.

Expér. XXXIV

1 pigeon est inoculé dans les mêmes conditions que ceux des expériences XXXII et XXXIII. Expérience négative.

22 jours après il reçoit 5 cmc. du même liquide, mais filtré. Meurt en hypothermie 10 jours après la 2ᵉ inoculation.

Autopsie : Congestion intense du cerveau. Dans les frottis on trouve le méningocoque rare, associé à un micro organisme qui, isolé et cultivé, nous a paru être du coli-bacille.

Expér. XXXV

2 pigeons reçoivent sous l'aisselle 5 cmc. du liquide ascitique employé dans les expériences précédentes. Expér. négative.

23 jours après : 5 cmc. de bouillon de culture de meningocoque filtré, vieux de 8 mois.

27 jours après la 2ᵉ, nouvelle inoculation d'un bouillon de culture filtré, vieux de 10 jours. Expér. négative.

Expér. XXXVI

1 pigeon reçoit une anse d'une culture de cerveau de cobaye sur pomme de terre, délayée dans du bouillon (Expér. XIX). Expér. négative.

Réinoculé au bout de 23 jours, avec 5 cmc. d'un bouillon de culture filtré, vieux de 10 jours.

18 jours après cette 2e inoculation, on donne à ce pigeon un bain froid d'une heure, il meurt aussitôt qu'on le retire.

Autopsie faite immédiatement montre une congestion très intense de tous les organes. On retrouve le méningocoque.

Expér. XXXVII

Pigeon reçoit le même bouillon que le précédent. Au bout de 10 jours : perte d'appétit, amaigrissement, diarrhée.

Le 18e jour, il présente des mouvements de rotation de la tête, toujours du même côté, tout comme le pigeon de l'expérience XXVIII, mais moins accentués. Sa démarche devient cérébelleuse. Temp. 38° ; il meurt après deux jours d'agonie.

Autopsie : Cerveau n'est pas congestionné, mais sa consistance est beaucoup moins ferme : les frottis et les ensemencements sur gélose glycérinée et gelatine décèlent le méningocoque.

Cœur volumineux.

Le sang du cœur, de la rate, du foie, est recueilli et ensemencé. On retrouve le méningocoque.

Expér. XXXVIII

Pigeon reçoit 5 cmc. de liquide d'ascite ensemencé depuis 6 jours.

23 jours après ; 5 cmc. de bouillon de culture filtrée. Expér. négative

Expér. XXXIX

2 pigeons reçoivent 5 cmc. du même liquide d'ascite.

30 jours après : 3 cmc. d'une culture de cerveau de cobaye délayée dans du bouillon (Expér. XIX). Expér. négative.

Expér. XL

Pigeon reçoit 2 cmc. 1/2 dans la veine de l'aisselle du sang du pigeon de l'Expér. XXXVII.

15 jours après 5 cmc. du liquide filtré comme les 2 pigeons précédents.

15 jours plus tard, il est mis dans un bain froid d'une heure de durée. En est sorti tout transi ; il a de la peine à se réchauffer. Se remet au bout de 24 heures.

Expér. XLI

Pigeon reçoit sous la dure mère, après trépanation, une anse de culture de 4 jours, sur agar glycériné, provenant du cerveau du pigeon de l'expér. XXXVII. Aucun trouble.

8 jours après : 5 cmc. du bouillon filtré employé dans les expér. précédentes.

10 jours après cette 2e inoculation : bain froid d'une heure de durée dont il est retiré mort.

Autopsie : Congestion intense de tous les organes.

Expér. XLII

1 pigeon subit les mêmes inoculations que le précédent. On le plonge aussi dans l'eau. Mais, plus vigoureux, il résiste au bain. Ce bain abaisse sa température de 1°6.

Expér. XLIII

Pigeon reçoit dans la veine de l'aisselle 2 cmc. d'un bouillon dans lequel a été trituré le cerveau du pigeon de l'expér. XXXVII.

12 jours après 3 cmc. du liquide filtré. Expér. négative.

Expér. XLIV

2 pigeons reçoivent 2 cmc. d'une culture de 5 jours, en bouillon de cerveau, provenant du pigeon de l'expér. XXXVII.
Expér. négative.

Expér. XLV

2 pigeons reçoivent 2 cmc. de la même culture que ceux de l'expér. XLIV, plus 1 cmc, de toxine intestinale de porc.

3 jours après : 5 cmc. bouillon de culture de méningocoque stérilisée.

Sans tenir compte des deux pigeons que nous avons retirés morts du bain prolongé auxquels nous les avions soumis, et tout en ayant constaté dans leur cerveau et dans leur sang la présence du méningocoque, nous avons à enregistrer 6 décès.

Deux animaux (expér. XXVIII et XXXVII) meurent l'un 11 jours, l'autre 20 jours après l'inoculation, ayant présenté, pendant plusieurs jours, des phénomènes cérébelleux (mouvements de rotation de la tête, démarche ébrieuse, chute en avant).

Deux autres succombent 12 et 24 heures après une injection de liquide d'ascite ensemencé depuis six mois. (Expér. XXXIII).

Un 5e meurt 3 jours après avoir reçu 2 cmc. de liquide d'ascite ensemencé depuis 5 semaines (même liquide que pour expér. XXVIII(.

Un 6e enfin succombe à une infection mixte (méningocoque et coli-bacille) après avoir reçu d'abord le même liquide que les 2 pigeons des expér. XXXII et XXXIII (liquide d'ascite ensemencé depuis 6 mois) puis 22 jours après 5 cmc. du même liquide filtré.

Si tous ces faits ne nous permettent pas de donner des conclusions fermes, ils montrent au moins que le pigeon n'est pas réfractaire au méningocoque comme il l'est au pneumocoque.

CHAPITRE VIII ·

Diagnostic différentiel du méningocoque

Les quelques recherches que nous avons faites, nous permettent d'affirmer avec Weichselbaum, Jœger, Heubner, etc., que le méningocoque est bien une forme spéciale de microbe et non pas une forme atténuée ou modifiée d'un autre micro-organisme.

Malgré l'autorité de M. Netter, nous ne pouvons admettre que le méningocoque ne soit qu'une variété du pneumocoque. Nous avons déjà dit les raisons autres que celles fournies par l'étude bactériologique ; ce sont ces dernières que nous allons maintenant passer en revue. La morphologie, les cultures, les inoculations aux animaux, tout nous servira pour différencier ces deux micro-organismes. C'est sous forme d'articles elliptiques, parfois isolés, le plus souvent placés bout à bout, en diplocoque, que se présente le pneumocoque. Il est allongé, son extrémité est effilée, il rappelle par son aspect un grain de blé, une flamme de bougie (Netter). Et cette forme lancéolée, Talamon la considère comme un des faits les plus spéciaux du pneumocoque. Habituellement isolé, le diplocoque de Talamon-Frænkel se met parfois en chaînettes de trois et quatre articles, mais c'est là l'exception. Il est entouré d'une capsule qui forme un halo brillant, lorsque la préparation n'est pas colorée, capsule qui, le plus souvent, disparaît dans les cultures, sauf dans le sérum liquide. Le méningocoque est lui aussi entouré d'une capsule que nous avons toujours trouvée, bien que parfois elle soit à peine visible.

Mais alors que le pneumocoque n'affecte le plus souvent que la forme en diplocoque ne se mettant que rarement en chaînette, le méningocoque, nous l'avons vu, est, d'une façon générale en diplocoque, mais fréquemment aussi, on le rencontre en tétracoque et il se met volontiers en chaînettes plus ou moins longues, présentant des changements de direction, en grappe de raisin, en amas considérables. Nous avons décrit son aspect en grain de café, en petit pain, qui ne rappelle pas du tout l'aspect du pneumocoque, car chez celui-ci les deux articles se regardent par leur partie étroite, tandis que chez celui-là ce sont les parties larges qui se font face.

Weichselbaum et Heubner faisaient un caractère différentiel de ce que l'un ne prenait pas le Gram et tandis que l'autre le prenait. Mais cette différence n'existe pas pour nous, d'une façon aussi nette, car si le pneumocoque reste toujours coloré par le Gram, le méningocoque le reste aussi dans les cultures jeunes et ce n'est que dans les vieilles cultures qu'il se décolore.

Les milieux de culture sont à peu près les mêmes pour les deux microorganismes, mais l'aspect est différent. Alors cependant que le diplocoque de Talamon ne pousse qu'à une température supérieure à 24 degrés, et par conséquent ne donne rien sur gélatine, le méningocoque présente sur ce milieu de fines colonies blanchâtres, ponctuées et, à partir du 5e jour, la gélatine commence à se liquéfier lentement. Sur gélose simple les colonies sont semi-transparentes et ne méritent pas la comparaison classique avec les gouttes de rosée (Netter).

Le pneumocoque perd rapidement (au bout de 5 à 6 jours) ses propriétés de transplantation et de virulence ; dans un même bouillon les cultures meurent vite et la réaction devient acide. Tandis que le méningocoque reste longtemps vivant puisque nous avons pu reensemencer sur divers milieux liquides des cultures vieilles de six mois, cultures qui, à l'examen microscopique, nous avaient démontré les microbes animés de leurs mouvements.

MM. Bezançon et Griffon *(Presse médicale,* 20 décembre 1898), ont démontré que la culture en sérum de lapin jeune était le moyen le plus sûr et le plus rapide de différencier le pneumocoque des microbes qui lui ressemblent. Dans ce milieu, il prend sa forme diplococcique et n'est jamais en chaînettes et même lorsqu'on ensemence un pneumocoque qui, dans d'autres milieux, a pris la disposition en chaînettes, il reprend sa forme de diplocoque.

Dans ce même milieu, le méningocoque n'est pas uniformément en diplocoque, mais il présente des chaînettes isolées ou enchevêtrées « enroulées sur elles-mêmes et formant des amas de dimensions variées. » Le méningocoque est donc aggluliné lorsqu'on le cultive dans le sérum de lapin, ce qui le distingue déjà du pneumocoque.

Un autre caractère différentiel, donné par les mêmes auteurs, est la réaction des deux microbes vis-à-vis du sérum humain normal et du sérum humain de malades atteints de lésions dues au pneumocoque Celui-ci ne s'agglutine que dans les cultures en sérum de malades infectés par lui, tandis que le méningocoque présente le même phénomène, aussi bien en sérum humain normal qu'en sérum humain de malades atteints d'affections pneumococciques.

Souris, lapin, rat, cobaye, mouton, chien, pigeon, voilà l'ordre décroissant de résistance des animaux vis-à-vis du pneumocoque. En injections sous-cutanées, ce microbe amène la mort des quatre premières espèces en 24 ou 48 heures. Le mouton, le chien, sont beaucoup plus difficiles à tuer et il faut alors des doses considérables. Quant au pigeon, il est absolument réfractaire, même lorsqu'à l'infection pneumococcique on associe des toxines de bactérium coli ou de vibrio Metchnikovi.

Combien est différente la façon d'agir du méningo-

coque chez ces animaux. Il est très peu pathogène pour toutes les espèces. Les injections sous-cutanées au lapin et au
cobaye, ne donnent aucun résultat et, d'après la plupart des
auteurs, il faut recourir aux injections intra-pleurales ou intra-
péritonéales pour amener la mort chez ces animaux. Nos
expériences personnelles ne nous ont pas donné, même dans
ces conditions, des résultats aussi positifs.

Heubner a obtenu des cas de mort avec des symptômes de
méningite, en injectant par, ponction lombaire renversée, du
méningocoque à des chèvres.

Le pigeon qui est absolument refractaire au pneumocoque
réagit au méningocoque, ainsi qu'on peut le voir dans nos expériences.

Il est certain que méningocoque et pneumocoque ont de
nombreux points de ressemblance. Mais les quelques caractères différentiels que nous venons de donner sont suffisants, ce
nous semble, pour qu'on ne puisse faire du premier une forme
dégénérée du second.

Lorsque nous fîmes l'examen microscopique du pus
recueilli dans les méninges de notre Obs. I, nous fûmes
frappé de la ressemblance du microbe trouvé avec le gonocoque et nous étions d'autant plus fondé à les croire identiques,
au moins comme forme, que notre malade était atteint de blennorrhagie aigue. Cette ressemblance morphologique est le principal caractère qui puisse faire confondre les deux micro-organismes. Le gonocoque, en effet, ne présente pas de
capsule. Tous deux se développent dans les milieux aci-
des. Sur gelatine acide, les colonies de gonocoque forment
des saillies blanches analogues, à des boules de billard.
Il ne prend pas le Gram, alors que le méningocoque le prend
dans certaines conditions. Quant aux inoculations aux animaux, elles n'ont réussi que par injections intra articulaires de
cultures et elles n'ont produit que des arthrites passagères.

Quant au pneumo-bacille de Friedlœnder, au staphylocoque et au streptocoque, un examen sommaire permettrait seul de les confondre avec le méningocoque.

Si le pneumo-bacille, retiré d'un exsudat. est souvent en diplocoque avec capsule, une simple culture sur pomme de terre suffira à les différencier; et l'examen microscopique de cette culture montrera que le pneumo-bacille se présente alors sous forme de bâtonnets et de filaments. Les chaînettes de méningocoque pourraient en imposer pour du streptocoque lorsque, fortement colorées, les coccus qui la forment ressemblent à des boules, mais avec le Zielh très étendu, ainsi que nous l'avons dit, on voit que l'on a affaire à de véritables diplocoques.

Lorsque le méningocoque est en amas, en grappe de raisins, un examen peu attentif, pourrait le faire prendre pour du staphylocoque, mais l'aspect des cultures et les inoculations, s'il était nécessaire, différencieraient vite les deux micro-organismes.

CONCLUSIONS

I. La méningite cérébro-spinale épidémique est une maladie infectieuse, caractérisée par son épidémicité, son mode de propagation, sa persistance dans certaines villes, sa marche clinique et par la nature de son germe.

II. La méningite cérébro-spinale n'est pas une manifestation méningée des maladies infectieuses.

III. La méningite à pneumocoque à forme cérébro-spinale, n'est pas la méningite cérébro-spinale épidémique.

IV. Le germe de la méningite cérébro-spinale est le méningocoque de Weichselbaum-Jæger.

V. Ce méningocoque n'est pas le pneumocoque. Il s'en distingue notamment par ses caractères morphologiques et histochimiques, les conditions de sa culture et l'aspect de sa végétation en divers milieux.

INDEX BIBLIOGRAPHIQUE

ASSIMIS. — Presse médicale, 1898. Paris.

ANTONY et FERRÉ. — Arch. milit. de Méd., 1898.

ADENOT. — *Méningites microbiennes.* Th· Lyon, 1890.

AXENFELD. — Extrait du Monatschrift f. Psych. u. neurol, *in* Centralbl. f. inn. Med., 12 novembre 1898.

BEZANÇON et GRIFFON. — *Recherches sur le mode de développement et la vitalité du pneumocoque dans divers sérums.* Soc. biol., 1898. — Presse médicale, 20 août 1898.

— *Caractères distinctifs entre méningocoque et pneumocoque d'après la culture dans les sérums.* Presse médicale, 10 décembre 1898.

BONOME. — Archivio p. l. sc. méd., 1890. — Centralbl. f. Back u. paren., 1890. — Beitr. z. path. anat. u. z. allg. Pat., 1890.

BIGGS. — Boston M. and S. J., 1892.

BOERI. — Riv. clin. et térap., 1893.

BONOME. — Centralbl. f. back u. parent., 1888.

BOZZOLO. — Riforma med. Rome, 1889.

BOYER. — Th. Bordeaux, 1889.

BOULAY. — Th. Paris, 1891.

BORDONE-Uffreduzzi. Centralbl. f. back., avril 1898.

CLAVERIE. — Th. Bordeaux, 1886.

COUNCILMANN, MALLORY et BRIGHT. — Amer. Jour. of the med. sc., 1898.

CHANTEMESSE et MILLET. — *Note sur la méningite cérébrospinale.* Soc. méd. des hôp., 2 déc. 1898.

CRITZMANN. — Annales d'hyg. Paris, 1898.

COLIN. — Traité des maladies épidémiques.

CHAUFFARD. — Revue médicale, 1862.

— Œuvres de médecine pratique, 1848.

— Gaz. de méd. et chirurg., 1873.

CORNIL. — Bull. acad. méd., 1895.

CUTLER. — Bost. med. journ., 24 nov. 1898.

COMBA. — Settim med., 29 oct. et 5 nov. 1898.

DUPRÉ. — Méningites aiguës *In* Manuel de méd., t. III.

DIEWITT, — Lancet. London; 1897.

DERBYS. — Gaz. hebd. d. sc. méd. Montpellier, 1888.

DELVAILLE. — Indépendance médicale, 1898.

FOA et UFFREDUZZI. — Arch. p. l. sc méd. Torino, 1887.

    —   Ztschr, f. Hyg., 1888.

    —   *Ulteriori ricerche sul méningoco.*
Giornalo della re. accad. di med. di Torino, 1887.

    —   Deut. med Woch, 1886.

FINKELSTEIN. — Charité-Ann. Berlin, 1895.

FRAENKEL. — Deut. med. Woch, 1886.

P. FOA. — *Sur la biologie du diplococcus capsulatus.* Rif.
méd., 1891.

GOWERS. — Lancet, 1893.

GRASSET. — Sem. med., 7 mars 1894.

GUINON. — Méning. aiguës. *In* Traité de méd., t. VI.

GESCHWIND. — Arch. méd. milit., 1898.

HEUBNER. — Berl. Klin. med. Woch., 1895.

    —   Encyclopédie d'Eulenburg, 3° édition.

    —   *Beobachtungen und versuche uber der me-
ningokokkus intracellularis,* 1896.

    —   *Zur œtiologie und diagnose der epidemisch
cerebro spinal mening.*

HEUBNER et FRIERBUNGER. — *Recherches sur méningocoque
en dehors de mén. céréb. sp. épid.* Berlin klin.
Woch., 1897.

HERR. — Th. Paris, 1890.

HUTINEL. — Sem. méd., 22 juin 1892.

HUBER. — Berl. Klin. Woch., 1897.

HUNERMANN. — *Bakteriol. untersuchungen uber men. cer.
sp.* Ztschr. f. Klin. med. Berlin, 1898.

HOLT. — Proc. New-York Path. Soc., 1890-91.

HAUSER. — Bull. soc. anat., novembre 1898.

IMMERMANN et HELLER. — Deut. Zeitsch. f. klin. med., 1887.

JÆGER. — *Etiol. de la méningite cérébro-spin. épid.* Zeitsch. f. Hyg. med. Inf. Krankheiten, 1895.

KISCHENSKY (de Moscou). — Central. f. Allgem. path. u. path. anat., mai 1896.

KOHLMANN. — Berl. klin. Woch., 1889.

KULYOSKA. — Bolmtsch. Gaz. Botkina. St-Pétersbourg, 1898.

KIEFER. — Berl. klin. Woch., juillet 1896.

KAMEN. — Centralbl. f. Bakt., 28 décembre 1898.

LEYDEN. — Centralbl. f. Klin. med., 1883.

— *Etiol. et diagn. de la méningite cérébro-spinale.* Berl. Klin. Woch., juillet 1896.

LEICHTENSTEIN. — Deut. med. Woch., 1885.

LEMOINE. — Arch. méd. milit., juillet 1892.

LAVERAN. — Article méning. céréb. sp. *In* Dict. ency. sc. méd.

— Traité des malad. épid. des années 1875.

LANDOUZY. — *Pneumococcie. In* traité méd. et chirurg.

MONTI. — Rif. med. Rome, 1889.

MULLER. — Berl. Klin. Woch., 1890.

— Deut. med. Woch., 1897.

MENETRIER. — Thèse Paris.

MARVAUD. — Les maladies du soldat. Paris, 1894.

NETTER. — *Péricardite fibrineuse, méning. céréb. sp. déterminée par pneumocoque sans pneumonie lob. coexistante.* Soc. anat., 19 mars 1886.

— *De la méningite due au pneumoc. avec ou sans pneumonie.* Arch. génér. de méd. (mars, avril, juillet 1887).

— Revue médicale, 1887.

— Ann. des maladies de l'oreille, 1888.

— *Note sur un cas de méning. suppurée à pneumocoque.* Soc. anat, fév. 1888.

— *Recherches sur les méning. suppurées.* France méd., juin 1889.

— *Le pneumocoque.* Arch. de méd. expér., 1890.

— Soc. biol., 1890.

— *Diagn. de mén. céréb. spin. épid. (Signe de Kœrnig).* Sem. méd., 1898.

NETTER. — *Importance du signe de Kœrnig pour le diagnostic des méningites, des méning. céréb.-spin. frustes.* Bull. et Mém. de méd. d'hôp. de Paris, 1898.

— *Nouveau cas de mén. céréb. spin. épid.* Bull. et Mém. Soc. méd. hôp. Paris, 1898.

— Art. *Méningites. In* Traité de médecine, t. IV.

NETTER et TROISIER. — *Un cas de méning. céréb.-spin. ép.* Bull. Soc. méd. hôp. Paris, 1898.

NEISSER. — Berl. Klin. Woch., 1897.

NAUWERK. — Deut. arch. f. Klin. med., 1887.

PRITCHARD. — New-York. Poly. clin., 1893.

RIGHI. — *Etciol. e diagn. batterioscopia della mening. epidem.* Milan, 1898.

RAFFAELLI. — *Ep. de mén. céréb.-spin.* Thèse de Montpellier, 1885.

STOELTZNER. — Berl. Klin. Woch., 1897.

SCHERER. — Centralbl. f. Backer, 1894.

STIENON. — Journal de méd. chirurg. et pharm. Bruxelles, 1892.

STEWART et MARTIN. — Montréal med. journal, mars 1898.

SCHERB. — Th. Montpellier, 1893.

SCHWARTZ. — *De la méning. céréb.-spin. ép.* Th. de Tubinger, 1898.

SCHIFF. — Centralbl. f. inn. Med., juin 1898.

STILL. — Brith. med. Journ., novembre 1898.

TREVELYAN. — Cereb. sp. meningit. Brain, 1892.

TRASTOUR. — Th. Paris, 1892.

ULLIEL. — *Complicat. céreb.-sp. de la grippe.* Thèse Lyon, 1890.

VIGNE. — Th. Paris, 1895.

VAUDREMER. — Th. Paris, 1893.

WOLF. — Berl. Klin. Woch., 1897.

WEICHSELBAUM. — *Gehirnabscesse bei meningitis cerebrospinal.* Ber. d. K. K. Krankenamt, 1883-84.

— Ueber die œtiol. der akute men. cereb.-spin. Fortsch. d. med. Berl., 1887.

— Wien. med. Woch., 1888.

— Wien. klin. Woch., 1888.

WENTWORTH. — J. Bost. Soc. med. sc., 1897-98.

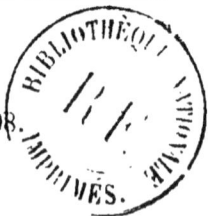

SERMENT

En présence des Maîtres de cette École, de mes chers con-
disciples et devant l'effigie d'Hippocrate, je promets et je
jure, au nom de l'Être suprême, d'être fidèle aux lois de
l'honneur et de la probité dans l'exercice de la Médecine. Je
donnerai mes soins gratuits à l'indigent, et n'exigerai jamais
un salaire au-dessus de mon travail. Admis dans l'intérieur
des maisons, mes yeux ne verront pas ce qui s'y passe ; ma
langue taira les secrets qui me seront confiés, et mon état ne
servira pas à corrompre les mœurs ni à favoriser le crime.
Respectueux et reconnaissant envers mes Maîtres, je rendrai
à leurs enfants l'instruction que j'ai reçue de leurs pères.

Que les hommes m'accordent leur estime si je suis fidèle à
mes promesses ! Que je sois couvert d'opprobre et méprisé de
mes confrères si j'y manque !

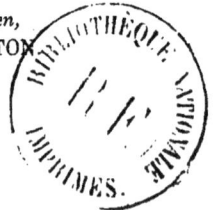

www.ingramcontent.com/pod-product-compliance
Lightning Source LLC
Chambersburg PA
CBHW050627210326
41521CB00008B/1418